リンパ浮腫とわたし

苦悩の日々から今を生きる

太田双美子

※本書における「セラピスト」とは、リンパ浮腫治療の知識と技術を習得し、医療職に就く専門の療法士のことをいう。

はじめに

　はじめまして、太田双美子と申します。

　私は今から23年ほど前、33歳のときに子宮頸がんの手術を受け、子宮、卵巣、骨盤内のリンパ節を切除しました。

　手術自体はうまくいきましたが、その2年後、足に腫れが目立つようになりました。リンパ浮腫《ふしゅ》を発症させてしまったのです。

　当時はリンパ浮腫に関する情報が今以上に少なく、病院のどの科を訪ねて相談すればいいのかさえもわかりませんでした。

　それに加えてリンパ浮腫治療の必需品である弾性ストッキングなどは保険が利かず、経済的な負担も半端ではありませんでした。

　かろうじて治療先は見つかりましたが、そのうち私は徐々に真摯《しんし》に治療に向き合うことができなくなりました。ケアもすべてやめてしまいました。

やがて、足の浮腫はどんどんひどくなっていきました。買い物などで近所を歩くと、好奇の目が大きくなった私の左足に注がれます。それがたまらなくイヤでイヤで、とうとう自分の部屋にひきこもってしまいました。

……気がついたら6年の歳月が流れていました。自分でも信じられませんが、6年間の大半を寝たきりで過ごしてきたのです。その間の記憶はほとんどありません。

ひきこもっているうちに左足の浮腫はさらに大きくなり、蜂窩織炎《ほうかしきえん》による発熱を繰り返すようにもなりました。

やがて歩くのも困難になり、トイレに行こうとしてベッドから転がり落ち、救急車で緊急搬送されました。そのとき、私の左足は部屋のドアを通り抜けるのも困難なほどでした。そのような状態であった私は今では失われた時間を取り戻すように、日々楽しく過ごしています。

精神的にも肉体的にも限界を超えていた私を救ってくれたのは、リムズ徳島クリニックの小川佳宏院長です。

リムズ徳島クリニックに運び込まれたとき120センチ以上あった私の太ももは、4カ月後の退院時には60センチほどに改善していました。

その様子は朝日放送（ABC放送）や週刊朝日、Yahooニュース（2019年11月）などでも取り上げられました。中でもABC放送はその後、YouTubeにアップされ、2024年1月末現在で約290万回の閲覧数を記録しています。そして周囲の方々の後押しに支えられて、このたび、私自身のリンパ浮腫の経験を本にまとめる機会をいただきました。

正直に申し上げて、自分がいちばんつらかった時期のことを語るのには大きなためらいがありました。フラッシュバックというのですか、あの頃の記憶が鮮明によみがえってくるのです。

でも、あれほどひどい状態だったリンパ浮腫を治療してくださり、発症以前と大差ない状態にしてくれた先生やセラピストさんがいることをどうしても伝えたいという思いがありました。

そして私自身が体験したことを包み隠さず綴ることで、今リンパ浮腫に悩まされている方や、その方のご家族にとって少しでもお役に立てるのならうれしく思います。

なお、本書における医学的な記述に関しては、長年リンパ浮腫の治療に取り組んでおられる主治医の小川佳宏先生、リンパ浮腫療法士の佐藤佳代子先生にアドバイスをいただきました。心より御礼申し上げます。

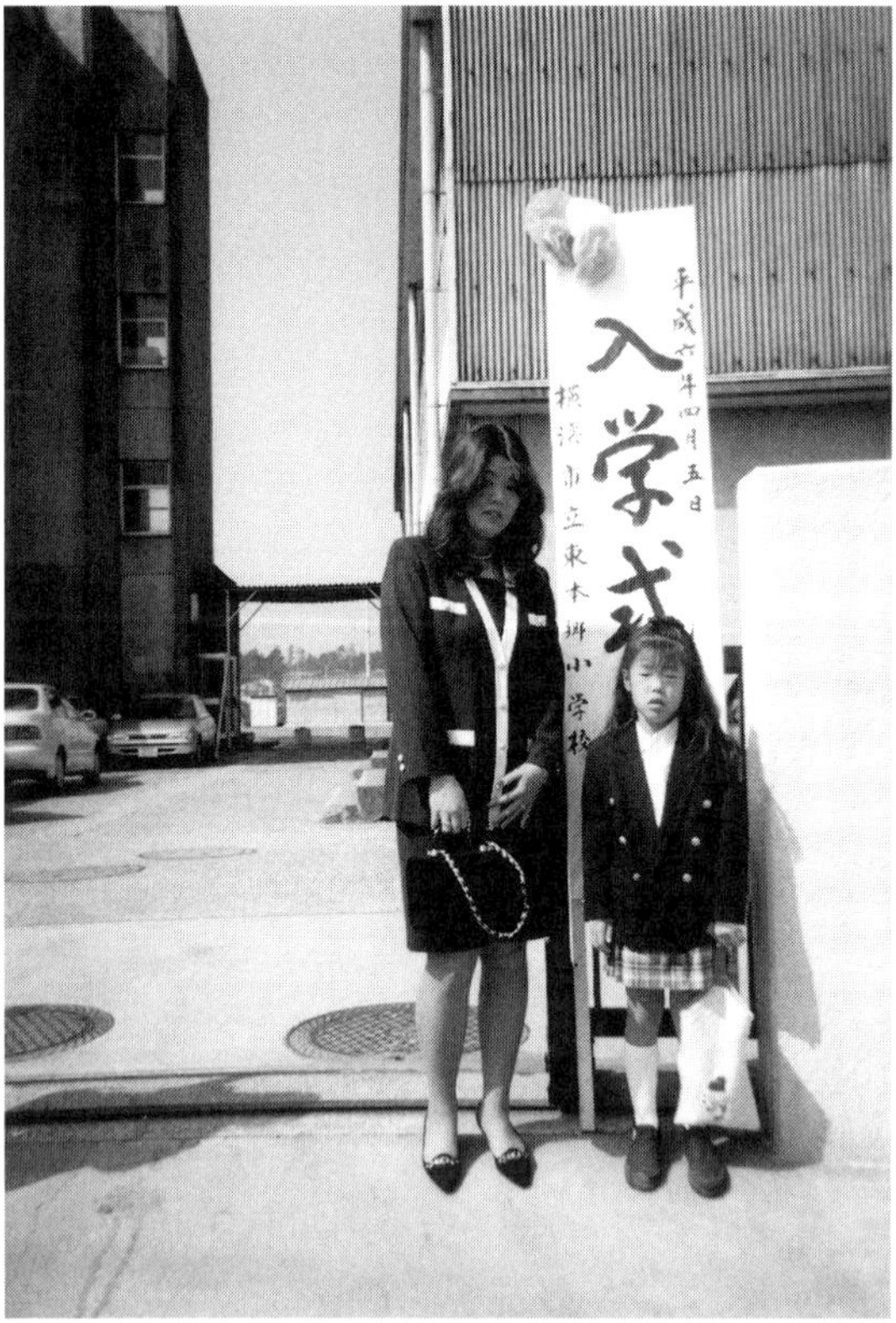

脚がむくむ前のころ（娘の小学校の入学式にて）

リンパ浮腫とわたし／目次

第2章 どんどん不便になっていく

第3章 6年間のひきこもり生活

第4章 病院での準ひきこもり生活

第5章

リムズ徳島クリニックにて

第6章 徳島と横浜を行ったり来たり

第7章 リンパ浮腫を乗り越えて

第1章
発　症

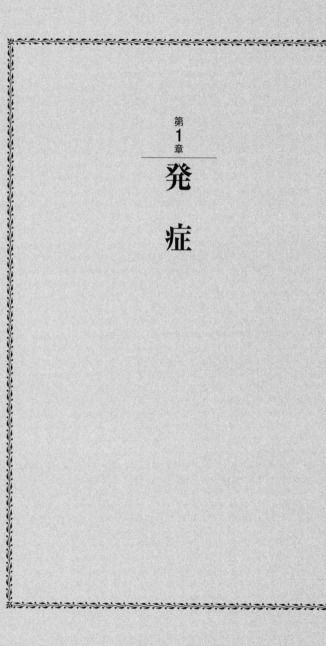

子宮頸がんと告げられて……

その瞬間、「あれっ⁉」と思いました。

2000年5月、家族旅行からの帰り、車から降りようとして足を伸ばしたときにかすかな違和感を覚えました。

右の足が腫れぼったく、とくに膝裏から下が少しむくんでいるように感じ、履いている靴も窮屈だなと思いました。

でも、それは一瞬のことで、「楽しく歩き回ったから、足も疲れちゃったのだろうな」などと考えているうちに、違和感はほとんど消えていました。

まさか、この小さな違和感が、私とリンパ浮腫との長い長いつき合いの幕明けを告げるものだったとは、夢にも思っていませんでした。

シングルマザーの私は、翌日からもふつうに仕事を続けていました。

1998年、33歳のときに子宮頸がんが見つかりました。

腰に痛みがあるなど、なんとなく身体の調子がおかしかったので、近所の小さなクリニックで検査を受けることにしました。健康診断なんて長いこと受けていなかったし、その少し前に同世代の友人に子宮がんが見つかったこともあって、〝念のために〟という気持ちでした。

でも、内心では「まさか。33歳の自分ががんにかかるわけがない」という思いでいました。

たしかに、子宮がんの症状のひとつといわれる腰痛はありましたが、それは当時、立ち仕事が多かったので、腰に負担がかかっているからだろうと思っていました。

仕事から家に帰ると、電話が鳴っていました。検査を受けたクリニックからでした。検査が終わったとき、「結果は2週間後にわかります」と言われていました。それが検査から2日後に電話が入ったのです。何かあるなと思わざるを得ませんでした。

「娘さんはまだ小学生だから、分別はつきませんよね。どなたか、すぐにこちらに来ることができる方はいらっしゃいませんか」

平静にお話しされる女性の声を耳にして、「何かあるかも」という私の疑いは確信に変わりました。

「はい、私ひとりで行きます」

私は25歳のときに離婚して、当時11歳の娘との二人暮らしでした。

実家は歩いて2～3分のところにありましたが、父は闘病中だし、母も仕事を持っていたので、両親に頼むわけにはいきません。二人の弟も仕事で忙しそうです。正直なところ、一人で行くのは不安でしたが、一緒についてきてくれる人がすぐに見つかる状況ではありませんでした。


画像を見ながら医師から告げられました。

「子宮頸がんです」

一瞬にして頭が真っ白になりました。

今でこそ、がんは〝治る病気〟になりつつありますが、二十数年前は〝死の病〟でした。しかも患者本人への告知はまだ一般的ではありませんでした。心の準備をする間もなく、「がんです」と言われた私は、突然の死刑宣告を受けたような気分に陥り、瞬間的に気を失ってしまいました。

「しっかりしてください」

看護師さんにそう言われた私は、精神安定剤を打ってもらい、フラフラした足取りで自宅に戻りました。

〈そういえば、初診のとき、先生から「万が一のときは、手術ができる大きな病院に紹介状を書きますから安心してください」と言われたたっけ。健康な人間に向かってそんなことを言うわけないよな。検査前からある程度は見当がついていたのだろうな……〉

などと、呆然としながら考えていました。


そのとき、難問が待っていることに思い当たりました。親にどう告げるかです。

私は、両親に厳しく育てられました。そのおかげなのか、見た目は明るくて強いイメージの人間に育ちましたが、半面、親にも他人にも、自分の弱いところを見せられなくなってしまいました。心配をかけてはいけないという思いも強くありました。

ですから、何か悩み事があっても、それを素直に打ち明けて相談に乗ってもらうということがうまくできないのです。

私は、元気で強そうに見えるのとはうらはらに、内面的には人一倍もろいところもあります。

だからといって、今回ばかりは黙って手術を受けるわけにはいきません。入院中、娘をどうするかという問題もあったし、経済的な心配もありました。

結局、下の弟に話してみることにしました。電話で話を聞いた弟は、冷静に受け止めてくれたようで、

「わかった。じゃあ、親父とオフクロには俺から伝えておくよ」

と言ってくれました。

後日、弟から聞いたところ、「姉貴にがんが見つかって……」と言われた父は、そうとうショックを受けていたようでした。実は当時、父は大腸がんの手術を受けたばかりで自宅で療養中でした。「なんで若い娘までがんにならなくちゃいけないんだ」という思いもあったようです。

一方、母は動揺する素振りもはまったく見せずに、気丈にも「なったものは仕方ないでしょ。泣いても叫んでもしょうがないでしょうが。どうしたらいいか、この先のことを考

えないと」と言い切ったそうです。改めて母の強さを思い知りました。私自身はといえば、この現実をすぐに受け止めることなどできず、このあとしばらく娘を実家に預け、ひとり家にいることもできず、外に出歩いて気を紛らわす日々が続いていました。

12時間かかったがん摘出手術

12月も半ばを過ぎた頃、市内の総合病院で手術を受けました。手術日の朝、母が病室にやってきました。さすがに心配そうです。母と一緒に病院に来ているはずの父の姿が見えません。

やがて午前9時になり、私はストレッチャーに乗せられて病室を出ました。ふと廊下の奥のほうに目をやると、父の後ろ姿が見えるではありませんか。らしいと言えばらしいのかな。こんなときでも父はストレートに声をかけられないのですが、父の背中からは、娘を心配する気持ちが痛いほどに伝わってきました。

手術が終わったのは夜の9時前でした。7〜8時間の手術と聞いていましたが、実際には12時間近くかかったことになります。

これは後で聞いた話ですが、家族用の待合室で娘の手術が終わるのを今か今かと待っていた両親は、相当気を揉んでいたそうです。

そのとき、たまたま父の主治医が前を通りかかり、

「太田さん、こんなところで何をしているのですか」

と声をかけてくれたといいます。

「じつは娘が……」

事情を察した主治医の方が手術室に入っていって状況を確認し、「今、最後の処置をしているので、あと1〜2時間で終わるようです」と教えてくださり、両親はやっと安心できたとのことでした。

全身麻酔で手術を受けていた私はこうしたことを知る由もなく、目が覚めたときはあまりの痛さに再び気を失いそうになりました。

病状はけっこう進行していて、骨盤の中のリンパ節にも転移が見られたそうです。です

から手術では子宮、卵巣の切除とともに骨盤内のリンパ節の切除も行われました。

このリンパ節の切除がのちに私を苦しめるリンパ浮腫の発症につながるわけですが、そのときはまったく想像できませんでした。

後で知ったことですが、子宮頸がんというのは、正常な状態からいきなり悪性化するわけではなく、がんの前段階といわれる「異形成《いけいせい》」という時期が何年も続いてから発症するそうです。

異形成の間は症状が何もないとのこと。私は、腰痛などがあったので「もしかしたら……」と思って診察を受けたわけですが、そうした症状が出現するのは、かなり進行してからとのことです。

手術後は早く病院から出たくて仕方ありませんでしたが、主治医に「太田さんは、まだオシッコが一滴も出てない。だから外泊許可も出せませんよ」と言われていました。

結局、退院できたのは入院してから約2週間後のこと。すでに年が明けていました。

つらかった放射線治療

退院してからしばらくは、娘とともに実家で過ごすことになりました。

その2週間後からはまた別の病院で通院での放射線治療が始まりました。放射線治療は、薬物療法（抗がん剤による治療）よりも楽だろうと甘く考えていましたが、けっこう大変でした。放射線治療開始早々、とても苦しい思いを強いられました。

照射されるのはほんの一瞬なのですが、1回目の下腹部への治療で尾てい骨の周辺の皮膚ががいきなり火傷のような状態にただれてしまいました。さらにその日の夜には熱が出始め、真夜中には38度まで上がり、朝には微熱に戻るというサイクルが3日ほど続きました。ただれた皮膚のヒリヒリ感に悩まされながらその後も、ダルいわ、気持ち悪いわで、食事もほとんど喉を通りませんでした。

そのつらさを伝えても病院では「命が助かったのだから、それくらい我慢しなさい」という雰囲気でした。そんなときでも黙って毎日病院の送り迎えをしてくれる父のさりげない温かさに救われました。道すがら昔ながらの小さなパン屋さんに寄って買ってくれたパンだけは美味しく食べることができました。

無事に28回目の治療を終え、少しずつ日常生活に戻ることができました。

左足にもリンパ浮腫を発症

家族旅行の帰りに右足に覚えた〝小さな違和感〟から2〜3年後のことです。落ち着いていた右足の症状に加え、今度は左足のむくみが目立つようになってきました。とはいっても、それほどひどいものではなく、痛みもありませんでしたし、歩くのにも苦労しませんでした。

でも、〝何かヘン〟なのは間違いありません。物事の細部にまでこだわらない性格の私ではありますが、「一度、病院で相談したほうがいいかもしれない」と考えるようになりました。

その頃、子宮頸がんの手術を受けた総合病院に、定期検診のため3カ月に一度通っていました。診察の際に足のむくみのことも話してみることにしました。

「先生、左足がなんとなくおかしい感じなのですけど」

担当の先生は私の足を見て言いました。

「リンパ浮腫かもしれません」

その後の先生の説明に私はびっくりしてしまいました。

「今のところ気にする必要はありませんが、症状が進むと治すのが難しくなります」

「えっ⁉」


私はこのとき、リンパ浮腫のことを初めて知りました。

私が何度か足に覚えていた違和感は、やはり気のせいではなかったのだなと思いました。

またやっかいなことになってしまうのだろうか……。そんな不安もありました。

先生は、リンパ浮腫は子宮頸がんなどでリンパ節を切除したときに、〝後遺症〟として起こることがあるといったことなどを説明してくれました。

どうせなら、がんの手術を受けてすぐに教えてくれたらよかったのに……。

でも、あのときは先生も私も、がんを再発させないことで頭がいっぱいでした。ですから仕方がなかったのかなとも思いました。なにしろ、がんが〝死の病〟だった時代の話ですから。

先生は、「ここではリンパ浮腫の治療には対応していないので、専門医がいる病院に紹介状を書くこともできます」と言ってくれました。

でも、このときは痛みもなかったし、楽天家の私はそんなにひどくなるとは夢にも思わず、紹介状は書いてもらいませんでした。

専門医の診察を受ける

その後も、足の状態に急激な変化はありませんでしたが、違和感は相変わらずありました。そんなこともあって、次の定期検診のときに紹介状を書いてもらうことにしました。

紹介してもらったのは東京の日本たばこ産業株式会社東京専売病院（現・国際医療福祉大学三田病院）という病院で、そこには広田彰男先生というリンパ浮腫治療の専門医がいらっしゃるとのことでした。

診察を受ける前に、先生の著書を読んでリンパ浮腫について少しばかり勉強しました。

その結果、以下のことがわかりました。

・婦人科のがんの手術でリンパ節を切除したときや、放射線治療でリンパ節やリンパ管が傷ついたときに起こりやすいこと。
・完治はしないものの、適切な治療を受け、ケアを怠らなければ、必ず改善すること。
・セルフケアが基本であること。

広田先生は私の足をひと目見るなり、即座に言いました。

「リンパ浮腫です」

その後、触診で足の様子をチェックした上で、リンパ浮腫に関するくわしい説明をしてくれました。

私がとくに頭に叩き込んだのは、リンパ浮腫の治療は「スキンケア」「リンパドレナージ（ドレナージ＝排液、排出の意）」「圧迫療法」「運動療法」がメインとなり、これらはセルフケアが基本となるということでした。

ひととおりの説明を終えた広田先生は、圧迫療法に必要な自分に合った弾性ストッキングを見つけてくれるという麻布ストッキングという会社と、リンパドレナージも受けたほうがいいとのことで学校法人後藤学園（現・衛生学園）という治療施設も紹介してくれました。どちらも、こちらの病院と提携しているそうです。

まずはストッキングを作ってもらいましょうということになり、予約を取るために看護師さんが麻布ストッキングに電話をしてくれました。

すると、たまたまその日の枠に空きがあるとのことで、付き添ってくれていた母とともにそのまま麻布ストッキングに行くことになりました。

初めての弾性ストッキング

病院を出た私は、「今度は六本木かぁ」などとブツブツ言いながら、麻布ストッキングに向かいました。

弾性ストッキングは、圧迫療法を行う際に必要となるものです。

そもそも圧迫療法はリンパドレナージを行うことでむくみを軽減させた状態を保つため、リンパ浮腫ができるだけ早期のうちに行うものです。

また、圧迫療法には、弾性スリーブ、弾性ストッキングなどの弾性着衣を着ける方法、弾性包帯を巻く方法があります。

弾性着衣は身体のサイズに合っていることがとても大切だそうです。圧が強すぎても弱すぎても、むくみを悪化させたり皮膚トラブルを起こしたりする原因になるとのこと。ですから私は、自分に合った弾性ストッキングを作ってもらうために、むくみのある左足の太さを測定することから始めなければなりませんでした。

自分専用の弾性ストッキングを作るのに、たしか2万円ほどかかりました。母子家庭の私には痛い出費でしたが、それをしばらくの間、寝るとき以外はずっと着けていました。

続いて麻布ストッキングのスタッフの方はマッサージ機も勧めてくれました。二十数万円するとのこと。

その金額を聞いた瞬間、私は「買うのはとても無理です」と伝えました。

複合的理学療法を受ける

日を改めて大田区大森にある後藤学園に向かいました。

広田先生によると、後藤学園はリンパ浮腫に対応できる専門セラピストを養成するとともに、付属のマッサージ治療室では専門セラピストによるリンパ浮腫治療も行っているそうです。

後藤学園で受けたリンパ浮腫治療は、自費診療でたしか1万円ほどかかったと記憶しています。症状を確認した後、セラピストさんからは、これから数回程度はリンパ浮腫治療を受けたほうがいいとのアドバイスを受けましたが、お財布の状態と相談して、結局、月に1回程度の治療を受けることにしました。

マッサージを受けた後はリンパの流れがよくなるのが自分でもわかりました。患部も硬さがほぐれて柔らかくなるのですが、娘の高校進学も控えていたし、そうするには経済的に難しい状況でしたので、継続できなくなってしまいました。

半年に一度の経過観察

病院を初めて訪れたとき、広田先生からは「今後は経過観察していきましょう」と言われました。ですから2年ほど、半年に1回程度通い続けました。

その間、浮腫の状態が悪化することはなく、セルフケアも私なりに一生懸命続けていました。弾性ストッキングは寝るとき以外はずっと着けっぱなしです。

ストッキングといっても、いわゆる一般的な薄手のストッキングとは形状がまったく異なり、楽々と穿いたり脱いだりというわけにはいきません。弾性ストッキングは脱着にかなり難儀するのです。

弾性ストッキングは、自分の浮腫の状態に合わせて作ってもらう必要があります。圧が強すぎても弱すぎても、浮腫が悪化したり皮膚のトラブルを起こしたりするそうです。自分にピッタリのものを身に着けるのがけっこう大変なことをこのとき初めて知りました。

広田先生の独立

広田先生のもとを初めて訪れてから2年くらい経ったある日のこと。家に一枚のハガキが届いていました。差出人は広田先生でした。

何だろう……と思って私は読み始めました。

ハガキには、広田先生が独立してリンパ浮腫の治療に特化したクリニックを開院することが書かれていました。

これは私にとってありがたいことかな？

最初はそう思いました。

広田先生がいらっしゃった病院は大病院です。いつ行っても、たくさんの患者さんが訪れています。予約診療といっても、診察を受けるまでにはけっこう待ちますし、会計にもそれなりの時間がかかります。

それが大きなストレスになっていた私は、個人クリニックならすぐ診てもらえるだろうと安堵しました。

ところが案内をよくよく読んでみると、ガックリくる一行が目に飛び込んできました。

「すべて自費診療になります」

……。私は娘とのふたり暮らしです。その頃は介護の仕事をしていましたが、その収入では日々の暮らしを維持するだけで精一杯でした。

確認のためにハガキに書かれていた電話番号に連絡してみましたが、やはり自費診療なので1回につき2万円くらいかかるとのことでした。

結局、私は広田先生の独立とともに病院に通うのをやめてしまいました。なんとなく見放されたような気分になった私は、ケアにもあまり力が入らなくなってしまいました。

弾性ストッキングに苦労する

そうこうしているうちに、リンパ浮腫は徐々に大きくなっていきました。弾性ストッキングはもともと脱着にはかなり時間がかかるのですが、あるときからさらに時間を要するようになりました。

具体的に言うと、穿くのに30分以上もかかるようになってしまったのです。当時はまだ仕事をしていましたから、朝の出勤前の時間帯に弾性ストッキングを穿くだけで30分以上取られるのはかなりのストレスです。

それは夜もまた同様で、シャワーを浴びる前に脱ぐのがひと苦労なのです。

今では夜用の簡易的圧迫用品も入手できますが、当時は、寝るときは毎晩、弾性ストッキングを脱いで、素足にならなくてはなりませんでした。

どんなに頑張っても脱げなくて、昼夜を問わず近くに住む母に「すぐ来て！」とSOSの電話をすることが徐々に増えていきました。

とはいっても、平地を歩くぶんにはほとんど問題はなかったし、スカートを穿《は》いていれば、足の太さはまだそれほど目立つものではありませんでした。

それに加えて面倒くささもあって、いつしか私は弾性ストッキングを穿くのをやめてしまいました。

やがて私は、とんでもない事態を迎えることになります。

第2章 どんどん不便になっていく

蜂窩織炎をたびたび発症

毎日少しずつ姿かたちを変えていくものは数多くあります。しかし、たいていのことは、日常に溶け込んでいて気づかないうちに変化していきます。

例えば、髪の毛は毎日少しずつ伸びていきますが、1カ月ほど経って初めて「わあ、ずいぶん伸びちゃったな」となります。

子どもだって日々成長していますが、ごく短い期間では「わあ、ずいぶん大きくなって」とはなりません。

私の足のリンパ浮腫も同様でした。

東京専売病院に通うのをやめてから3年ほど経った頃のこと。私は月に2～3回、高熱を出すようになりました。子宮がんの手術を受けた病院で診てもらったところ、蜂窩織炎《ほうかしきえん》との診断を受けました。

蜂窩織炎（蜂巣炎）は皮膚が細菌に感染したときに起こる炎症で、リンパ浮腫の合併症

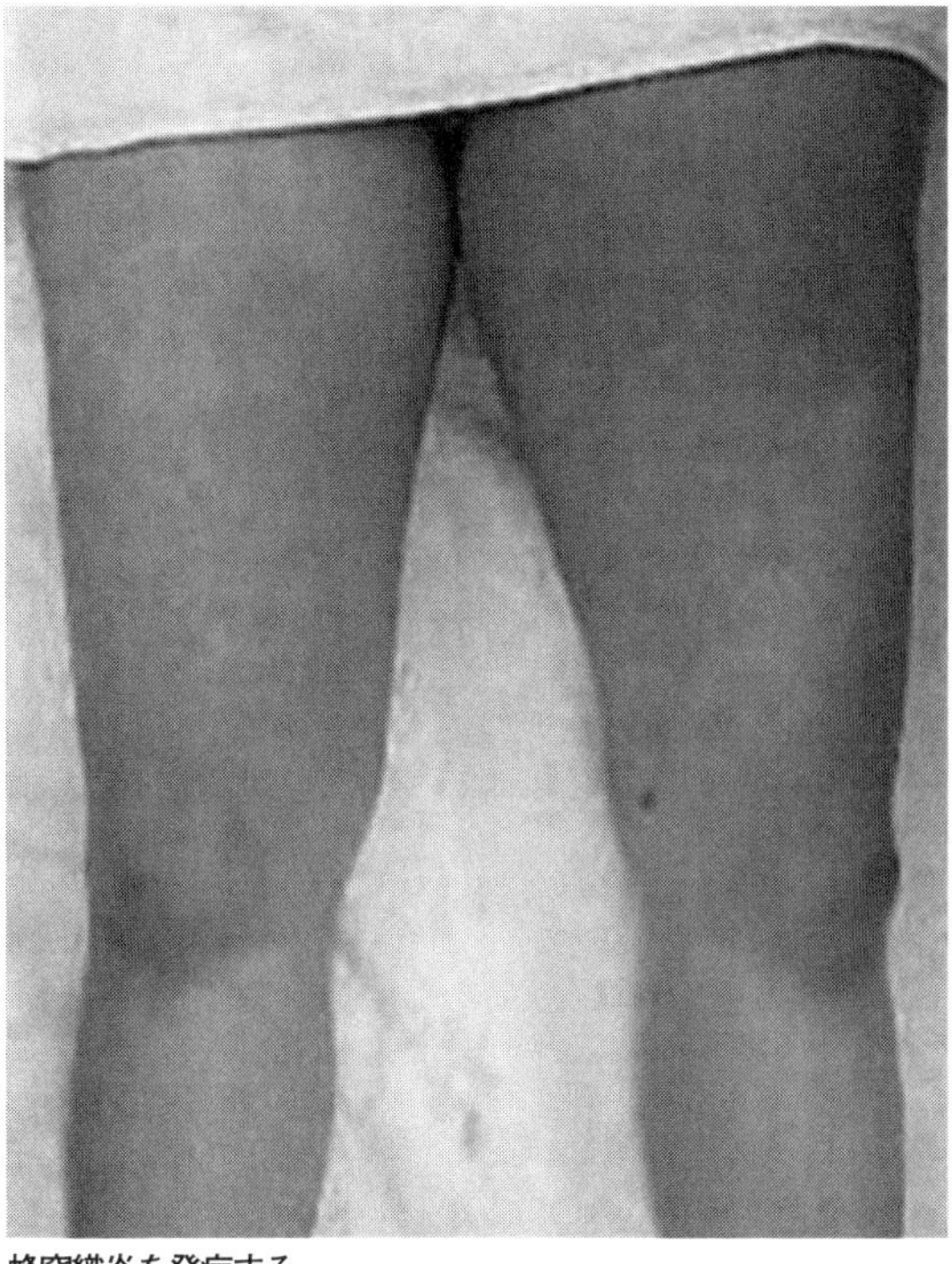

蜂窩織炎を発症する

のひとつです。

私の場合、無意識に浮腫の部分を掻いて傷つけ、そこから細菌が入り込んでしまったようです。

診てくださった先生に言われてふくらはぎを見てみると、虫さされのような赤い斑点があり、熱感がありました。これが蜂窩織炎の典型的な症状で、痛みやかゆみを伴うこともあるそうです。

このときは抗生物質と解熱剤を処方してもらいました。

以来、私はイヤになるほど繰り返し蜂窩織炎に悩まされることになります。それは今日まで続いています。

腎盂炎と膀胱炎も引き起こす

蜂窩織炎ばかりではありません。腎盂炎《じんうえん》も何度となく引き起こすようになりました。

腎臓には腎盂という尿を溜めておく働きをする部分があり、腎盂やその周辺が細菌感染することによって起きる炎症が腎盂炎です。

女性の場合、尿道が短く、大腸菌などが棲んでいる肛門と距離が近いので、男性に比べて腎盂炎を発症させることが多くなるそうです。

症状としては発熱や全身のだるさに加えて、背中や腰の痛みもありました。

さらに膀胱炎《ぼうこうえん》にも悩まされました。

こちらは膀胱の中で細菌が繁殖し、膀胱の粘膜が炎症を起こすことで発症します。やはり女性に多いもので、症状には頻尿や血尿、排尿痛などがあります。

蜂窩織炎に腎盂炎に膀胱炎……。これらが密接に絡み合っているのは間違いのないところでしょう。

私の場合、自分では尿を出し切っているつもりでも、がん治療の影響で膀胱に尿が残っていることが少なからずありました。この残尿が蜂窩織炎の引き金になることもあったようです。

どうやら私は、この3つの炎症から来る負のスパイラルにぐるぐる巻きにされてしまったようです。

どんどん大きくなるリンパ浮腫

気がついたときには、左足のリンパ浮腫はじわじわと大きくなっていました。

今になって考えてみれば、この段階でしっかり治療を受けておけばよかったのですが、当時は毎日少しずつ大きくなっているという変化に気がつきませんでした。

その変化はやがて、目に見えてわかるようになり、2～3日前よりも明らかに大きくなっていることがひと目でわかりました。

でも、その頃になると、なんとかしなければ、治したい……という気持ちよりも、人に見られたくないという思いのほうが勝っていました。

その思いは日々、強くなっていき、やがて誰にも見られたくない！ と思うようになりました。私は、どうしても外出しなければならない場合以外は、家の中で過ごすようになりました。

ひきこもりの前兆は、すでにこの頃から始まっていたようです。

いつしかケアもしなくなって

その頃、ケアはまったくしなくなっていました。弾性ストッキングも穿いていませんでした。まさに野放し状態です。

だからでしょう、いつしかケア用品のサイズも合わなくなっていました。

かといって、麻布ストッキングや後藤学園の治療室に出向いて、新しいケア用品を作ってもらったり、リンパドレナージを受けたりしようという気力も湧いてきませんでした。

そうするためには出かけなくてはならないからです。大きくなった足を世間にさらすこともイヤでしたし、経済的にも自分のためにお金をかける余裕はありませんでした。

これでは腫れる一方ですよね。でもこのときは、ケアを何もしていなくても、最低限の日常生活はできていました。不自由ではあるけれど、自分が我慢すればいいのだと考えていました。

その後、あそこまでどんどん腫れていくとは思っていませんでした。

要するにその頃はケアの大切さがわかっていなかったのでしょうね。それを思い知らされたのは6年間のひきこもり生活を経て、リムズ徳島クリニックで治療を受けるようになってからです。

当時は今日ほどリンパ浮腫の情報がありませんでしたが、それを差し引いても、自分の考え方が大甘だったのは間違いありません。

湯船に浸かれない

私は、片づけ魔と言っていいくらいのきれい好きです。家にはチリひとつないし、廊下などもピッカピカです。当然のように入浴も大好き。夏にはシャワーだけで済ますこともありますが、寒い季節にはじっくりと湯船に浸かるのも楽しみのひとつでした。

ある年の冬の初め、今日はゆっくり湯船に浸かりたいなと、浴槽をまたごうとして、「あれっ⁉」となりました。

足が上がらないのです。左足のリンパ浮腫がかなり大きくなっているのはわかっていましたが、家の中ではそれほどの不便は感じていませんでした。

でも、浴槽に入れないとなると、話は違ってくる……。

しかたなくその日はシャワーで済ませましたが、寒さは半端ではありませんでした。以来、真冬の入浴には覚悟が必要になりました。

フラットタイプ住居への引っ越し

リンパ浮腫を発症して4年ほど経った頃のことです。

当時はメゾネットタイプの市営団地に住んでいました。メゾネットタイプとは、住宅内部に内階段があって、いわゆる2階建てになっている住居のことです。

内階段は玄関を入ってすぐのところにありました。段数は十数段ありましたが、ここの上り下りがだんだんと億劫になってきました。

手すりも付いていたし、上り下りがまったくできなくなったわけではありませんが、明らかに時間がかかるようになっていました。宅配便などが届いて、玄関のチャイムがピンポーンと鳴っても、すぐに降りていけなくなってしまったのです。あわてて降りようとして階段を踏み外しそうになったこともあります。

万が一、家が火事にでもなり、そのとき2階にいて逃げ遅れてしまったら……。体調があまりよくないときは、悪いほうへ悪いほうへと考えてしまうものなのですね。私はだんだん怖くなってきました。

そこで市役所に相談してみることにしました。すると、タイミングのいいことにちょうど同じ団地内でフラットタイプの部屋に空きが出ているとのことでした。この機会を逃してはいけないと、早々に引っ越すことにしました。

新しい住まいに移って、階段の上り下りというストレスから解放されたのはありがたいことでした。

しかし、皮肉なことにその新しい住居に引っ越して早々、日常生活に、私にとって望ましくないいくつかの変化が立て続けに起こりました。

仕事を辞める

日常生活の望ましくない変化その1は、仕事を辞めざるを得なくなったことです。

当時、私はデイサービスと通いのヘルパーを掛け持ちしていました。リンパ浮腫発症後、3年くらいは仕事も休まずに続けていましたが、その後、次第にリンパ浮腫が大きくなり、蜂窩織炎のために月に2~3回、高熱を出すようになると、休みがちになってしまいました。

それでもなんとか頑張っていましたが、やがて屈むこともできなくなってきて、車の乗り降りにも苦労するようになりました。この時点で私は「限界だな」と悟りました。

無理をすれば続けられないことはなかったかもしれません。でも、私が休むたびに他のスタッフの方がその穴埋めに駆り出されることになります。人に迷惑をかけてまで仕事にしがみつくのはよくないと考え、辞める決断をせざるを得ませんでした。

ゴミ出しができなくなった

日常生活の望ましくない変化その2は、ゴミ出しができなくなってしまったことです。たしかに浮腫が大きくなり続けて、足もだんだんと動かしにくくはなっていましたが、それが原因というわけではなく、気分的に玄関から外に出るのがイヤになってしまったのです。

リンパ浮腫が徐々に大きくなって歩を進めるのが少々億劫になったり、ゴミ袋を運ぶのに時間がかかるようになってからも、けっこうマメにゴミ出しをしていました。

そんな私がどうしてしなくなってしまったかというと、近所の人の目が気になり出したからです。私の足に集まる他人の目は以前から感じていましたが、その視線がますます露骨になってきたのです。

以前はチラリと見るだけだったり、見て見ぬ振りをするような視線だったのが、いつしか滞空時間が長くなったとでもいえばいいのでしょうか、遠慮する様子もなく私のリンパ浮腫にジーッと注がれるようになってきたのです。

それだけ私のリンパ浮腫が目立つようになってきたということでしょう。なかには心配してくれている人もいたのかもしれませんが、当時の私には他人の視線の意味に気を配るだけの精神的な余裕はありませんでした。

とにかく私のリンパ浮腫に集まる他人の視線がイヤ！　たまらなくイヤ！　それで、とうとう私はゴミ出しをやめてしまったのです。

とはいえ、やめたのは外へのゴミ出しだけで、きれい好きな私は部屋の掃除自体をやめたわけではありません。ゴミ袋は玄関脇にまとめて置くようにしていました。

すると、そのゴミ袋がいつの間にか消えているのです。どうやら娘が黙ってゴミ集積所まで持って行ってくれていたようです。

娘なりに一生懸命気遣ってくれているのを感じて、申し訳ないという気持ちがますます募っていきました。

「見せ物じゃないんだよ！」

日常生活の望ましくない変化その3は、買い物に行けなくなってしまったことです。

当時、左足はかなり目立つようになっていましたが、時間をかけてゆっくり歩くことはなんとかできたので、気分転換も兼ねて、よく娘と買い物に出かけていました。

ある日、いつものように行きつけのスーパーに向かっていると、すれ違う人すれ違う人が私の脚部をジロジロと見ます。とくにオバサンといわれる年代の人は露骨で、私たちを追い越した後で振り返り、私の足をジッと見つめる人も何人かいました。

イヤな気はしましたが、オバサンの好奇心を止めることはできないもんなあ、などと思っていたら、隣にいた娘が大きな声を上げました。

「見せ物じゃないんだよ！」

娘のひとことで、オバサン連中はそそくさと去っていきました。

娘は何も言いませんでしたが、心なしか涙ぐんでいるようでした。

結局、私はこの日を最後に、買い物にも行かなくなってしまいました。「行けなくなった」のではありません。「行かなくなった」のです。そうです、他人に見られることがイヤだったのです。他人の視線がイヤだったのです。

見られることに恐怖すら感じるようになっていました。

車の乗り降りにも支障が……

やがて、交通機関を使ってどこかに出かけることもなくなりました。

もちろん、私の足に集中する他人の視線もイヤでしたが、バスの乗り降りや駅の階段の上り下りなどが難しくなってきたからです。


それでも、どうしても外出しなければならないときもあります。

例えば、役所に用事があるとき、娘が通う学校で保護者面談があるときなどです。そんなときは父が運転する車に乗せてもらいました。でも、その車にも簡単には乗れません。座席の前が比較的広い助手席に、時間をかけて乗るのが精一杯でした。ですから、用事はできるだけまとめて済ますようにしていました。

最後となった家族旅行

この時期、いい思い出はまったくと言っていいほど何もありませんが、唯一の例外が家族皆で行った海外旅行です。

2004年2月、下の弟が結婚することになりました。

盛大な式を挙げるよりも、家族だけで祝いたいという弟の意向を尊重して、家族だけで行うことになりました。

弟はどうして家族だけで挙式したいと考えるようになったのでしょう。

私なりに推測すると、その頃、闘病中だった父が少しでも元気なうちにという思いがあったのではないでしょうか。

弟から報告を受けたのは、前の年の7月でした。

「ねえちゃん、行けるかな？　大丈夫だったら、一緒に行こうよ」

その頃、なんとか歩くことはできましたが、足はかなり腫れた状態です。スカートの外からでも腫れているのがよくわかりました。

どうしようか。もちろん、行きたいけれど、私が行くことでみんなに迷惑をかけることにならないかな……。

半年近く悩みましたが、最後は弟の「行く方向で頑張ってみようよ」という言葉に押されて参加することにしました。

冬の空の青さが目に沁みました。澄んだ空気に心が洗われます。私だけ、観光にも出かけずに部屋で過ごしました。それでも、来てよかったと心の底から思いました。

家族全員、笑顔の絶えない4日間でした。

結局、父を含めた家族全員がそろっての旅行を楽しんだのは、これが最初で最後になってしまいました。

ひきこもるきっかけになった出来事

外に出ると好奇の目にさらされる……。そうなることは頭ではとっくにわかっていたことですが、実際にそういう目に遭うと、いよいよ外に出るのがイヤになり、また怖くもなりました。

ひきこもる前に外に出たのは、太田家の法事に出席したときが最後でした。違う言い方をすれば、この法事が直接的なきっかけとなって、私はひきこもりになってしまったのです。

お寺さんでの法要が終わり、その後の会食は実家で行われました。

そのときも、私の脚部に視線が集まるのを感じていました。

故人の思い出話を楽しくしている最中のことでした。急に話題が私のリンパ浮腫に向けられました。私の大きくなった左足をチラチラ見ながら、親戚の人たちが、寄ってたかって「なんで病院に行かないんだ」「ちゃんと治療を受けないとダメじゃないか」などと言い出したのです。

言うまでもなく法事はご先祖様の冥福を祈る儀式です。故人の思い出話に花を咲かせていた席で、なんで私のリンパ浮腫が話題にならなくちゃいけないんだ⁉　今ここで言うことではないでしょうが！　私は腹が立ってしかたありませんでした。

もちろん、心配して言ってくれているのは頭では理解できるのですが、私の心にはそれを軽く受け流すだけの余裕はありません。

うるさいなあ、ゴチャゴチャ言わないでよ。人の足をジロジロ見るんじゃないよ！　とでも怒って言えば、話は止んだかもしれません。でも、自分の思いの限りを、昔から顔なじみの親戚の人たちに面と向かってぶつけることはできませんでした。

となると、私が姿を消すしかありません。いたたまれない気持ちになった私は、会食の途中で席を立ち、足を引きずりながら、実家から歩いて5分の自宅に戻りました。

自宅に帰りつくと、玄関に鍵ばかりかチェーンもかけました。母と娘が合鍵を持っていたからです。

この日から私のひきこもり生活が始まりました。

第3章

6年間のひきこもり生活

6年間のひきこもり生活

6年間、どうしていたのだろう。

どんな思いでいたのだろう。

ほとんど記憶がありません。

とにかく何もしたくない。人の声も聞きたくない。食べたいともテレビを見たいとも思いませんでした。浮腫をなんとかしたいとも思わない……。

なんの意欲もありませんでした。

無感覚な世界をさまよっているような感じでした。

何もやる気がないので、不便さを感じることもありませんでした。

ただ漠然と死んでしまいたいと思ったこともありますが、今、考えると抑うつ状態にあったのだと思います。

そんな中、娘も戸惑っているようでした。私の強情で一本気な性格は娘もわかっているはずです。触らぬ神に祟《たた》りなし。娘はそんな心境だったと思います。

私が寝ている部屋に入ってくることはありませんでした。用事があるときや伝えたいことがあるときに、襖をほんの数センチ開けて、「ばあばがコレ持ってきてくれたよ」「わかった」といったふうに最低限のやりとりがあるだけでした。

私も娘も、現実に向き合いたくなかったのでしょう。

やがて、娘との会話はまったくといっていいほどなくなってしまいました。娘は黙って出かけて行き、夕方にやはり黙って帰ってくる毎日でした。

娘が歯をみがいている音や、玄関を開け閉めする音がかすかに聞こえてくるたびに、私は「ああ、もう朝なのか」「夕方なのか」などと思っていました。

娘はどんな気持ちでいるのだろう。このときは、ひとりぽっちで寂しい思いをしているはずの娘の気持ちを察してあげるだけの余裕がありませんでした。

6年間、ただ寝るだけの生活

6年間、ただ寝ていただけといっても過言ではありません。

その間やったことといえば、ひきこもっていた部屋から数歩のところにあるトイレに行くだけでした。

もちろん、最低限の食事は摂っていたのでしょうが、まるで記憶にありません。お風呂に入るのも2～3週間に一度くらいでした。

両親も最初のうちはいろいろとうるさく言ってきましたが、私がまったく聞く耳を持たないので、そのうちに諦めたようです。これ以上言っても逆効果、よけいに状況がおかしくなってしまうという思いがあったのでしょう。

それからは、母は黙って玄関におかず類を置いてくれるようになりました。

父もときたまのぞきにきて、やはり玄関に日用品やら私の好物などを置いてくれていました。

足を見られることへの強い拒否反応

両親や娘には気を使わせてしまったばかりか心配もかけてしまいました。

結果的には強情な私の「放っておいてよ」という思いを受け入れざるを得なかったわけですが、唯々諾々《いいだくだく》と従っていたわけではないようです。

私の知らないところで弟たちも含めて、「引っ張ってでも病院に連れて行ったほうがいいんじゃないの」「できたらとっくにやってるって」「ああだこうだ言うともっと心を閉ざしちゃうだろう」などと、私をめぐっての言い争いがあったようです。

はっきりとした時期は覚えていませんが、ひきこもり中、こんなこともありました。

当時、母は近所の整形外科に看護助手として勤務していました。その関係で院長に相談してくれたこともあったようです。

「院長は認定医だから、診察した上で申請書を書いてあげることもできると言ってくれているよ」

あるとき、襖越しに母からこう言われました。

「院長からアドバイスされたんだけど、福祉の助けを借りれば、ずいぶん楽になるのじゃないかしら」

母の「なんとかしてやりたい」という思いが痛いほど伝わってきました。心を動かされた私は、母が勤務する近所の病院に出向いてみることにしました。


でもダメでした……。

病院に入ったとたんに、私の足に集中する看護師さんや理学療法士さんやらの目、目、目……。

結局、私はその場の視線にいたたまれなくなって、診察の途中で帰ってきてしまいました。

どんなありがたいお気持ちでも、「足を見せる」「足を見られる」というのは絶対に受け入れることができませんでした。

蜂窩織炎による高熱を連発

6年の間、蜂窩織炎による40度くらいの高熱をたびたび繰り返していました。最初の頃は、病院でもらった薬が残っていたので、それを飲んでいましたが、やがてそれも底を突きました。それからはロキソニンやバファリンなどの市販薬を異常なくらい飲みました。

蜂窩織炎が疑われるときは、迅速に医師に診てもらうことが大事だそうです。でも、私はそうしませんでした。熱を下げるだけでは、対症療法にもなっていないでしょう。細菌感染のほうはそのまま放っておいたのですから。それが何度となく蜂窩織炎を発症させる原因にもなってしまったのでしょう。

高熱が出ると、身体も心も弱ります。それでも私は、足を見られるのがイヤで病院には行きませんでした。

それがリンパ浮腫によい影響を与えるわけがありません。

私のリンパ浮腫が異様なまでに大きくなったのは、蜂窩織炎を繰り返しても、市販薬を飲むだけで他に何もしなかったことも大きく影響しているように思います。

時の流れも実感できない……

1年、2年、3年……。
どのように時が流れていったのだろう……。
今、振り返ろうとしても、記憶に残っていることは何ひとつありません。
時の流れもまるっきり実感できませんでした……。

6年間といえば、小学生は高校生になり、オリンピックは2度行われます。それだけの時間をどのように過ごしていたのだろう……。
しょっちゅう熱を出していて、気力も体力もどんどん衰えていきましたから、このまま死んじゃうのかなとは思っていたかもしれません。かといって何をするわけではないし、怖さもありませんでした。より正確に言うなら、怖いという感情が消え失せてしまっていたのでしょう。

トイレに行くときだったか、鏡に映った自分をチラリと見てびっくりしたことがあるのは、かすかに覚えています。髪の毛というのは1カ月に1センチ程度しか伸びません。その髪が40センチ以上も伸び放題になっていたのです……。

でも、生きる屍《しかばね》のような状態だった私には、なんの感慨もありませんでした。

ベッドから転落して気を失う

いつの間にか、ひきこもり始めてから6年近くが経っていました。

左足のむくみは、ベッドから降りるのにも苦労するほどひどい状態になっていました。最悪の状態といってもいいでしょう。ひきこもっていた部屋から2メートルくらい先にあるトイレにも、壁伝いでないと行くことができませんでした。

2013年3月10日の朝6時半頃のことです。

トイレに行こうと、左足を手で持ち上げてベッドの外に降ろそうとしたときに、そのままゴロッとひっくり返って転倒してしまいました。ベッドは床から30センチほどの高さしかありません。それなのにうまく降りることができなかったのです。

全身を床に強く打ちつけた瞬間、足に激痛が走りました。

「あしっ、痛い！　痛いっ！」

身体を起こそうとしましたが、できません。どうやらリンパ浮腫の重たさで股関節を痛めたようです。倒れたまま動くことができません。

なんとかしなければ……。

目と鼻の先に携帯電話がありました。助けを呼ばないと……。

でも、手を伸ばそうとすると全身の痛みで叫び声が上がります。ほんの10センチの距離がとても長く感じられました。

そのうちに痛さと寒さに耐えられなくなり、私は意識を失ってしまいました。

娘が帰ってきた物音で意識が戻りました。夜の7時くらいのことでしょうか。

娘は、まさか私が転落しているとは知る由もなく、寝室の襖を開けることはありませんでした。

「ちょっと来てくれる⁉」

襖を開けた娘は、床に転がっている私を見てびっくりしたようです。

「ど、どうしたの⁉」

「トイレに行こうとしてベッドから落ちちゃって……」

「えっ、大丈夫⁉」

私は極力、痛みをこらえていることを気づかれないようにして、娘の手を借り、歯を食いしばってベッドに這い上がりました。

救急搬送

なんとかベッドには戻ったものの、痛みはいっこうに軽減しません。

夜中になってとうとう耐え切れなくなった私は娘を呼んで伝えました。

「痛くて痛くてたまらないんだけど……」

再びびっくりした娘は言いました。

「救急車、呼ぼうよ！」

「そこまでしなくて大丈夫だって」

私の性格を熟知している娘は救急車を呼ぶことは諦めて、祖母に言いに行きました。

母はすぐに飛んできて、私を見て言いました。

「だめじゃないの、急いで救急車を呼ばなきゃ！」

私は極力平静を装って言いました。

「大丈夫だって。もう少し待ってみる」

「そんなヒマはないでしょうが‼」

「大丈夫だから帰ってよ」

結局、言い争いになり、母は帰ってしまいました。


でも、意地を張っている場合ではありませんでした。一睡もできない状態で朝を迎えたときには、どうにもこうにも我慢が利かない限界点に達していました。

私は切れ切れの声で娘に言いました。

「ごめん、やっぱり救急車呼んでくれるかな」

やがて救急車のサイレンの音が聞こえてきました。

「これは、どういう状況なんですか⁉」

ほどなくやってきた救急隊の人たちがびっくりする声が聞こえてきます。どうやら、私のふくれ上がった足を見て驚いているようです。

「こんな状態では乗せられません」

一瞬、救急隊の人が何を言っているのかわかりませんでしたが、私の左足に注がれた視線を見て理解しました。

自分のリンパ浮腫がとんでもない状態になっていることは自覚しているつもりでしたが、救急隊の人がびっくりしている姿を見て、改めて相当にひどいことになっているのだなと思いました。

私を運び出し救急車に乗せるためのストレッチャーの横幅は60センチほどです。つまり、60センチ前後の幅の人間しか乗せられないということです。ふつうに考えれば問題ないのですが、私の横幅は標準を優に超えていたのでしょう。

「毛布に包《くる》んで乗せるしかないか……」

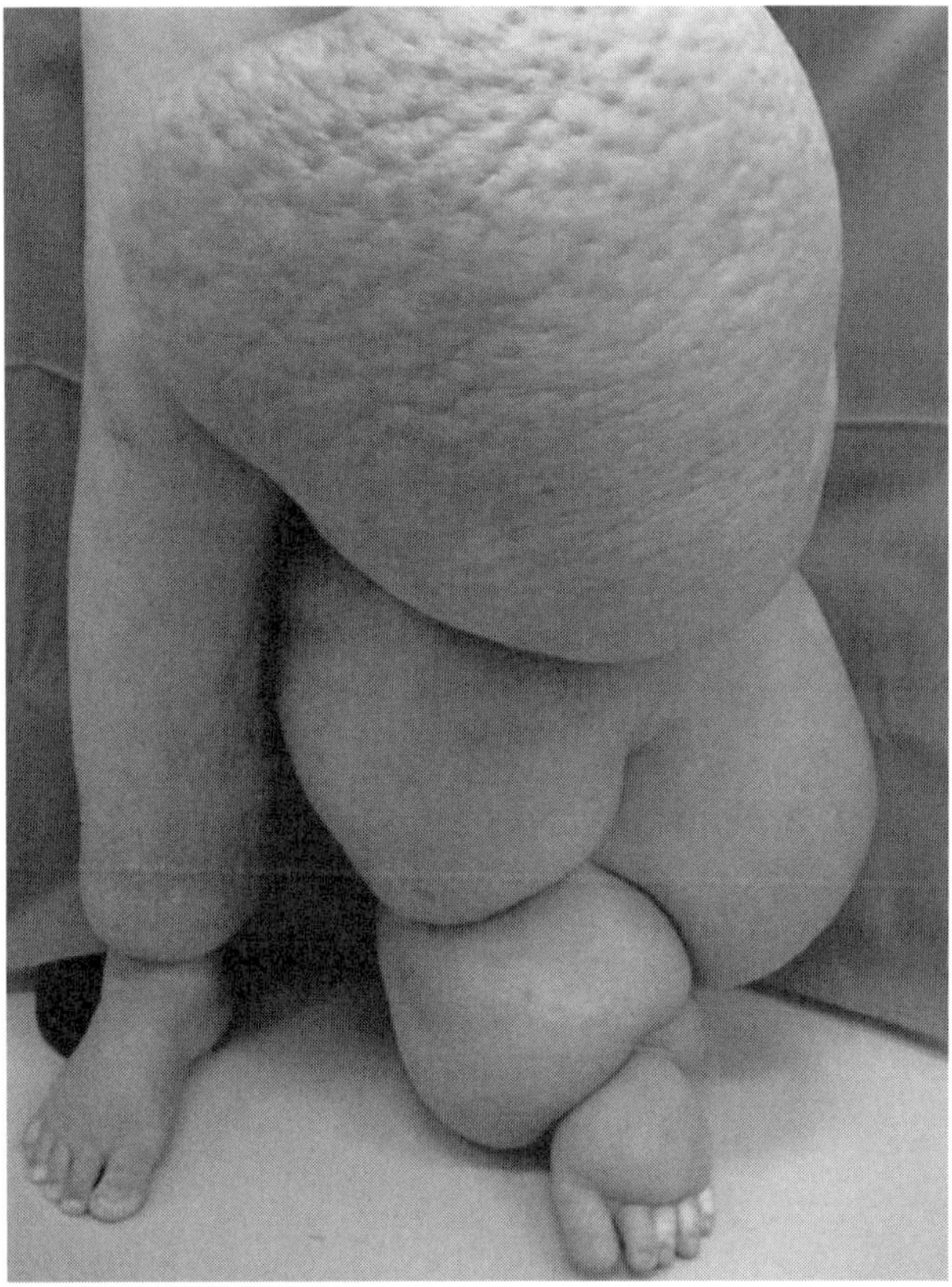

６年間の引きこもり生活から脱した直後の脚の状態（2013年８月）

救急隊の人はそう言うと、堪える私の口にタオルをかまし、３人がかりで毛布にくるむと力づくで救急車に乗せました。

３人に抱えられた瞬間、ベッドから転落したとき以上の激痛が全身に走りました。身動きできず声も出せない私の目からは次々と涙がこぼれ落ちてきました。

やがて救急車は動き出しました。

久しぶりに見る外の景色はとてもまぶしくて、明るくて、輝いていました。ずっと閉じ込もっていた日々から突然大勢の人たちの面前に晒され、不安が押し寄せてきましたが、自分の奥底に小さな安堵感が生まれるのも感じました。同伴してくれた母と面と向かって話したのは、ほぼ６年ぶりのことでした。

こうして私のひきこもり生活は、急転回で自分の意思とは関係なしに終わりを告げたのでした。

父が亡くなる2日前に病院を訪ねる

ひきこもっていた６年の間には当然、外ではいろいろな変化があったことでしょう。でも、その大半の出来事にはまるで無関心でした。知ろうともしなかったし、知りたくもありませんでした。

でも、たったひとつの例外がありました。それは父の死です。２０１０年10月22日のことでした。

私が子宮頸がんにかかったとき、父はすでにがんの闘病中でした。

自分が闘病中にもかかわらず、私のがん手術時には長時間立ち会ってくれた父……。

私のひきこもり中には、家の玄関をそっと開け、黙って日用品や私の好物などを置いてくれた父……。


やはり虫の知らせなのでしょうか、父が亡くなる2日前、私は急に父の見舞いに行こうと思い立ちました。ひきこもり中にもかかわらず、父が入院している病院に行こうという気持ちに迷いはありませんでした。

家族はみな、父が余命いくばくもないことをわかっていましたが、私にだけは知らされていませんでした。それでもなぜか、どうしても会いに行かねばという思いは強くなる一方でした。

ケイタイで介護タクシーのことを調べました。今日の今日のことだからか、手あたり次第連絡しては断られた末に、やっと予約を取ることができました。

予約時間は午後6時です。私は6時前に帰ってきた娘に言いました。

「病院に行きたいんだけど」

「病院ってどこに行くの？」

「じーじのところ」

「どうやって行くの、こんなすごい足で」

「もうすぐ車椅子付きの介護タクシーが来るから」

しかし、タクシーに乗るまでがひと苦労でした。

玄関前まで車椅子を運んできてくれた運転手さんは、私の足のあまりのひどさに言葉を失っています。しばしの沈黙の後、

「無理です、乗れないですよ」と言いました。

自分では車椅子には乗れると思っていたのですが、車椅子の横幅よりも私の足のほうが2倍近くも大きいのです。

それでも私は、父に会いたい一心で、車椅子にまず浅く腰掛け、大きく腫れ上がり曲がらない左足を両手で持ち上げて、やっとのことでなんとか車椅子に乗ることができました。

病院の玄関でタクシーから必死に降りると、下の弟が出迎えてくれていました。たしか弟の勤務先はこの近くです。娘が電話で「ママがこれから病院に行くよ」とでも伝えたのでしょう。それでわざわざ来てくれたのでしょう。

父に似て寡黙な弟は、「大丈夫か?」としか言いませんでしたが、私を見る目はとても心配そうでした。

病院に到着してからも苦難は続きました。

玄関からエレベーターホールまでが地獄のような道のりでした。実際には10メートルもなかったでしょうが、私には永遠に続くように感じられました。

必死の思いで1~2メートル歩いたところでギブアップです。私は娘に言いました。

「じーじをここまで呼んできてくれないかな」

娘は即座に反応しました。

「じーじがそんなことできるわけないじゃん‼」

「えっ⁉　どういうこと？」

娘はほとんど毎日のように父の様子を見に病院に通っていたそうです。

ここに及んで私はやっと、父の本当の容態を知りました。


結局、ヨチヨチノロノロとさらに1～2メートル歩いて、心臓がバクバク言い出したら休む。それを繰り返すしかありませんでした。

そんな私の姿を多くの人がジロジロと見ています。ふくれ上がっている患部は長いスカートで隠していましたが、スカートの上からでも形状ははっきりとわかるはずです。

さらにいえば、左足だけが大きくて、胴体や他の部分はガリガリに痩せていました。なにしろ数年の間まともな食事は摂っていないのですから。自然と道行く人の目に留まってしまうのです。

私を見ないで！　私はひきこもりを中断して外に出たことを後悔しはじめていました。

家に帰りたい……。

そのとき、近くにいた看護師さんが「大丈夫ですか？」と心配そうに声をかけてくれました。その声に支えられて、私はやっと、本当にやっと、エレベーターホールに辿り着くことができました。

父との最後の会話

病院の広い個室の真ん中にポツンと置かれたベッドに横たわる父は、身体中、点滴の管や心電図計測などの器械につながれていました。でも、意識はあるようです。

そんな父を見た瞬間、私はショックで涙が込み上げてきました。でも泣いちゃいけない……。私はしんどいのを我慢してできるだけ明るく「来たよ」と言いました。

お互い目を合わせられないままでしたが、父は父で私の足がとんでもないことになっているのを理解したようです。

「カバンを取ってくれ」

自分の手の届かないところにあるカバンを見やりながら、父が苦しそうに弟に言いました。

弟が手渡すと、父はカバンの中から財布を取り出し、

「これでタクシーを呼んで早く帰れ」

と、私に1万円札を差し出しました。

会話らしい会話はほとんどなく、結局、父との面会は5分足らずで終わってしまいました。

それでも私は、父のやさしさを十分に感じることができました。


生前の父の姿を見たのはこれが最後でした。

次の日は父の誕生日。そしてその翌日に亡くなりました。享年70歳でした。

なぜ、父の葬儀に目立たない席で参列したのか

葬儀は数日後に行われました。

斎場へは、知り合いが乗っていたワゴン車の後ろの席をフラットにしてもらい、そこに座って向かいました。

斎場では、隠れるようにしていました。目立つ席にいて好奇な目にさらされるのがイヤだったからです。

母は、そんな私を見ても何も言いませんでした。しっかりと父を見送ってほしいという

気持ちはあったでしょうが、私に気を使って何も言わなかったのだと思います。

火葬場には行くことができませんでした。葬儀社が用意したバスに乗ることができなかったからです。


火葬場まで同行した娘が父のお骨を少し持ってきてくれました。私は、父がこれまでしてくれたことに感謝を込めて祈り続けました。口数が少なく、とても厳しい人でしたが、私はそこかしこに愛を感じていました。

お父さんの気持ちはしっかり届いていたよ。お父さん、ありがとう。

第4章

病院での準ひきこもり生活

搬送先の病院で

救急車で搬送されたのは、家からほど近いところにある病院でした。

ストレッチャーの上で押さえつけられているような状態とはいえ、外界の空気がとても新鮮なものに感じられたことを今でもよく覚えています。リンパ浮腫で大きくふくれ膨れ上がった私の左足が短期間で改善するとは思えませんでしたが、兎にも角にもお医者さんに診てもらえるという安堵感がありました。

ところが、病院側の第一声は私を再び奈落の底に突き落とすものでした。

「うちではどうすることもできません」

今日だけは救急病棟に入ってもらうが、次の日にいてもらうのは無理、とのことです。

私は6年間こもり続けた古巣に戻るしかないのでしょうか。

「家に連れて帰っても何もできません。どこでもいいから受け入れてくれるところはありませんか」

母の悲痛なひと言が効いたのか、病院のスタッフが受け入れ先を探してくれました。

その結果、たまたまベッドが空いていた家の近くの病院が受け入れてくれるとのことでした。

不自由で苦しかった病院生活

私が入れられたのは10人くらいが入れる大部屋で、隙間なくベッドがズラリと並べられていました。

そこにいるのは全員寝たきりのお年寄り。泣き叫ぶ人、オシッコを漏らす人などさまざまな深刻な状況の方々がいました。

私は部屋に入れられると、ウンもスンもなくオムツをさせられました。

母や娘が毎日様子を見にきてくれたのが、せめてもの救いでした。

でも、何も治療をしていないのですから、私の左足は異様に太いままでした。

「一生寝たきりになるかもしれません」

「前より悪化しているんじゃないか」

やはり様子を見にきてくれた弟が言いました。

「ちゃんと診てくれるところを探さないと……」

弟はいろいろと調べてくれて、横浜市立大学附属病院にリンパ浮腫治療で有名な先生がいることがわかりました。

さっそく予約を取りました。病院に入院していながら他の病院に通院する……。なんだか妙な感じでしたが、とにかく私は横浜市立大学附属病院に向かいました。

横浜市立大学附属病院で診てくれたのは前川二郎教授でした。

前川先生は何と言ってくれるのだろう。私は期待と不安で胸がいっぱいでした。

私の足を診てくれていた先生が開口一番におっしゃった言葉は衝撃的でした。

「うちではどうすることもできません」

えっ、どうして⁉

前川先生でも無理なのか……。私は奈落の底に突き落とされました。リンパ浮腫を患ってから、いったい何度目の奈落の底でしょうか。

先生は申し訳なさそうに続けました。

「リムズ徳島クリニックというところがあります。クリニック名からおわかりかと思いますが、徳島にあります。関東近辺では難しいけれど、そこの小川院長が受け入れてくれるかもしれません」

このとき、初めて小川佳宏先生の名前を聞きました。今でこそ毎年のように徳島を訪れている私ですが、最初からスムーズに事が運んだわけではありません。

前川先生は言います。

「紹介状は書きますが、受け入れてもらえるかは小川先生のご判断となります」

前川先生によると、リムズ徳島クリニックは日本でも先駆的に専門的なリンパ浮腫の保険治療が受けられる教育入院施設であり、患者さんは約1カ月入院し、治療を受けているそうです。

私は尋ねずにいられませんでした。

「先生、徳島のそのクリニックに受け入れてもらえないときは私、どうしたらいいのでしょう？」

「残念ながら、そのときは一生寝たきりになるかもしれません」

小川先生はどう判断したか

小川先生との間には前川先生が入ってくれていました。

前川先生が小川先生に連絡して、私を受け入れてくれるか打診してから1カ月以上が経っていました。

咲き誇っていた桜は葉桜に変わり、日差しがまぶしい季節になろうとしていました。小川先生からの返事は相変わらずないようです。

私はだいたい月に一度のペースで、入院している病院から横浜市立大学附属病院に通院していました。

この頃になると足の痛みはほとんど治まっていましたが、リンパ浮腫のほうは相変わらずひどい状態です。

横浜市立大学附属病院で二度目の診察を受けてから10日ほど後のこと、前川先生から連絡がありました。

「小川先生が受けてくれるようですよ」

前川先生の声も心なしか弾んでいます。

「ありがとうございます」

私は心の中で、二人の先生に深々と頭を下げました。

「ただし、すぐにとはいかないようでして……」

前川先生が続けます。

「今はベッドが患者さんでいっぱいで、太田さんが入院できるのは8月のお盆明けになるそうです」

あと4カ月も待たなければならないのか……。しかし私には選択の余地はありません。

その場で予約をお願いしました。

待っている間の4カ月は今の病院で入院継続。ここでも選択の余地はありませんでした。

オムツをしながら、ほとんどの時間をベッドの上で過ごしました。

家族とは面会することができましたが、それ以外は実質、ひきこもりのような生活でした。

徳島行きは閉ざされたのか

徳島行きが迫ってきました。

しかし、ここでもすんなりと当日を迎えられたわけではありませんでした。どうやって徳島まで行くのか。それがなかなか決まらなかったのです。

前川先生とケースワーカーの人があちこちに相談してくれたようですが、新幹線も飛行機も断られてしまったようです。横幅60センチのストレッチャーに乗ることができないので、NGとのこと。

となると、介護タクシーを利用するしかありませんが、こちらもストレッチャーに乗れないと搬送は難しいとのことで、断られてしまいました。

他に徳島まで行く交通手段はありません。交通手段を見つけるのに難渋するなか、私がどうして遠い徳島まで行かなくてはならないのかという気持ちが沸き起こりました。

都心の大きな病院で治療できなかったものが、どうして都心からはるか離れた徳島で可能なのか。

これは、ていのよい姥捨て山みたいなものではないのか。

そんな思いが頭の中で渦巻くようになりました。

介護タクシーで徳島へ

それから1週間後、事態は急転回します。

あるタクシー会社が大きなワゴン車を改造して、エアベッドを入れてくれるという連絡が入りました。

徳島行きが実現することになったのです。

正直なところ、それほどの期待感はありませんでしたが、多くの方の努力があって実現した徳島行きです。それを無駄にしないためにも、行く以外の選択肢は私にはありませんでした。

2013年8月19日、朝7時頃、私は母に付き添われて介護タクシーに乗り込みました。

作家の浅田次郎さんに『天国までの百マイル』という作品があります。主人公がワゴン車を借り、重病の母親をストレッチャーに乗せて、100マイル（約160キロ）先にある病院まで運ぼうという物語ですが、私の場合はストレッチャーにも乗れず、エアベッドに横たわって375マイル（約600キロ）先の徳島に向かいました。

第5章

リムズ徳島クリニックにて

徳島でも見せ物扱いなのか

リムズ徳島クリニックに到着したのは夕方の4時過ぎでした。私を乗せた介護タクシーはゆっくりとクリニックの駐車場に入って行き、停まりました。

私は横浜からずっとエアベッドで寝たままでした。

でも、目的地に着いたからといってすぐには車から外に出ることはできませんでした。駐車場からクリニックの入口まではたいした距離ではありませんが、エアベッドに貼り付けられたような状態の私は、起き上がろうとすると全身に痛みが走り、簡単に車から降りられないのです。

クリニックのスタッフの方も含めて検討した結果、私を乗せたエアベッドをなんとか車から降ろし、何人かがかりで私の左足を持ち上げ、ゆっくり時間をかけて車椅子に移し、運ばれることになりました。

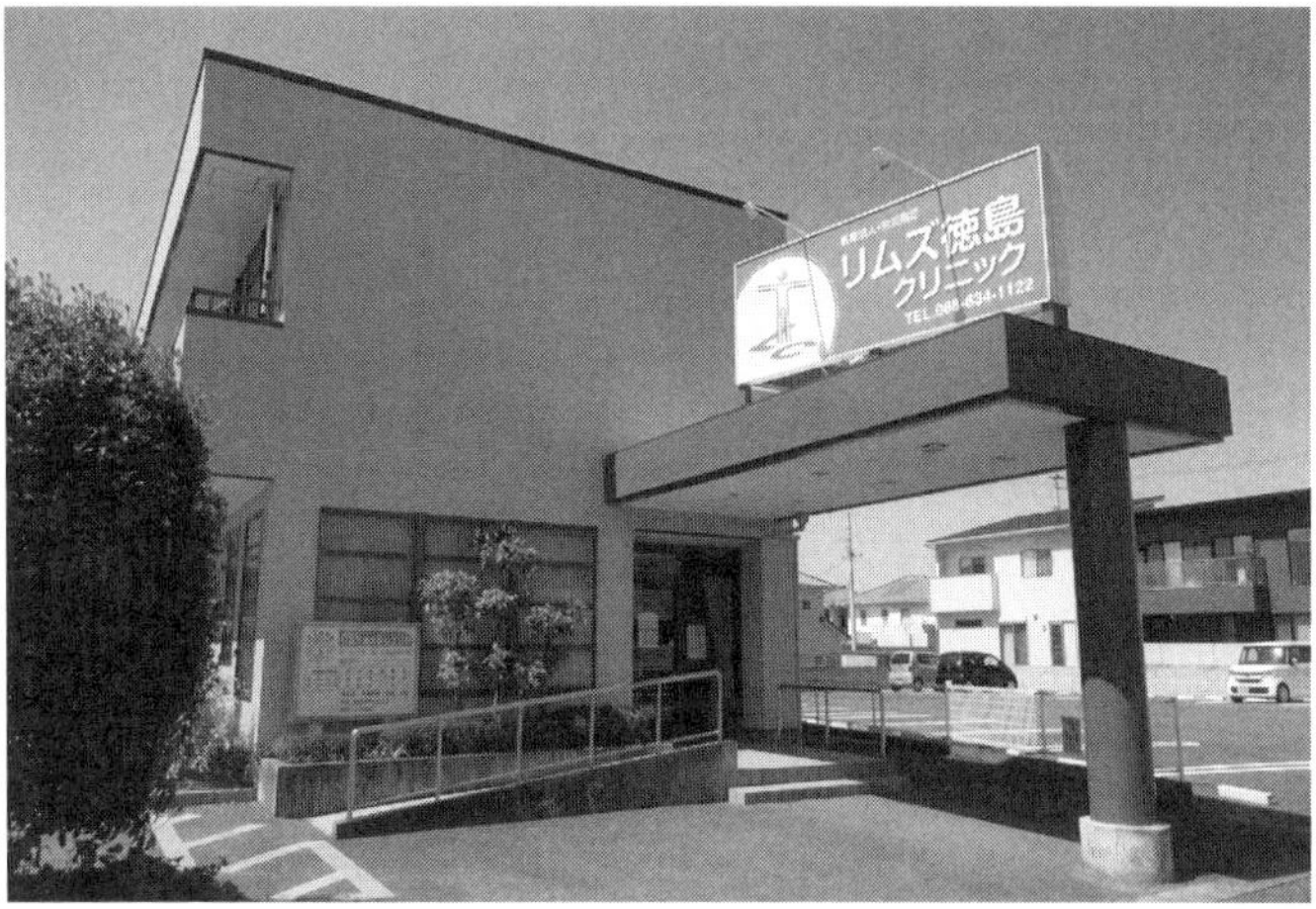

リムズ徳島クリニックの外観

　ふと見上げると、クリニックの二階のベランダからたくさんの人がこっちを見ています。私の全身に注がれる好奇心に満ち満ちた他人の目、目、目……。

　こんな視線って以前にも感じたことがある……。治療のために徳島まで来て、最初に待っていたのが思い出したくもない集中的な視線だったとは夢にも思いませんでした。

　みなさん、リンパ浮腫の治療のためにここにいるんでしょ⁉　状態は違うかもしれないけど同じリンパ浮腫であることに変わりはないのに、どうして私のことだけジロジロと見るのだろう……。

　私の胸の中は疎外感と悲しみでいっぱいでした。

　後でわかったことですが、小川院長が「今度、横浜からかなりの重症の人が来る」ということを入院している患者さんに伝えていたようなのです。

だからみなさん興味津々で私の様子を見ていたのでしょう。

院長にしてみれば悪気はなく、「だからみなさん温かく迎えてね」という気持ちだったのかもしれませんが、そんな事情も知らない私は「徳島でも見せ物扱いされるのか」ととてもイヤな気分になりました。正直に言うと、治そうという気持ちはたちまち萎え、すぐにでも横浜に帰りたくなりました。

「大丈夫。頑張れよ」

入院前、リムズ徳島クリニックのホームページを見てみると、そこには「リンパ浮腫の治療には1カ月程度の入院が必要」と書かれていました。

結果的に私は、4カ月以上にわたって入院生活を送ることになったのですが、入院時には1カ月くらいで退院するのだろうと思い込んでいました。

同時にこんな短期間ではこのひどい状態の足をどうすることもできないだろうとも思っ

ていました。

1カ月すれば帰れるんだ。1カ月くらいなら見せ物扱いも我慢できる……。私はどうしても前向きにはなれませんでした。

そんな気持ちを抱えたまま、診察室に入りました。

リムズ徳島クリニックに入院する人は、到着したらまず2階に上がり、自分が寝泊まりする部屋に荷物を置いてから、再び1階に下りて診察室に入ります。小さなエレベーターもありましたが、私の場合は自力で歩くことができなかったので、到着早々、そのまま1階で小川院長の診察を受けることになりました。

私の足を見たら、リンパ浮腫をずいぶんと診てきたであろう小川院長でも相当にびっくりするだろうなと思いつつ、私は足を出しました。

でも先生は、まったくといっていいほど表情を変えませんでした。

そして、淡々と言いました。

「大丈夫。頑張れよ」

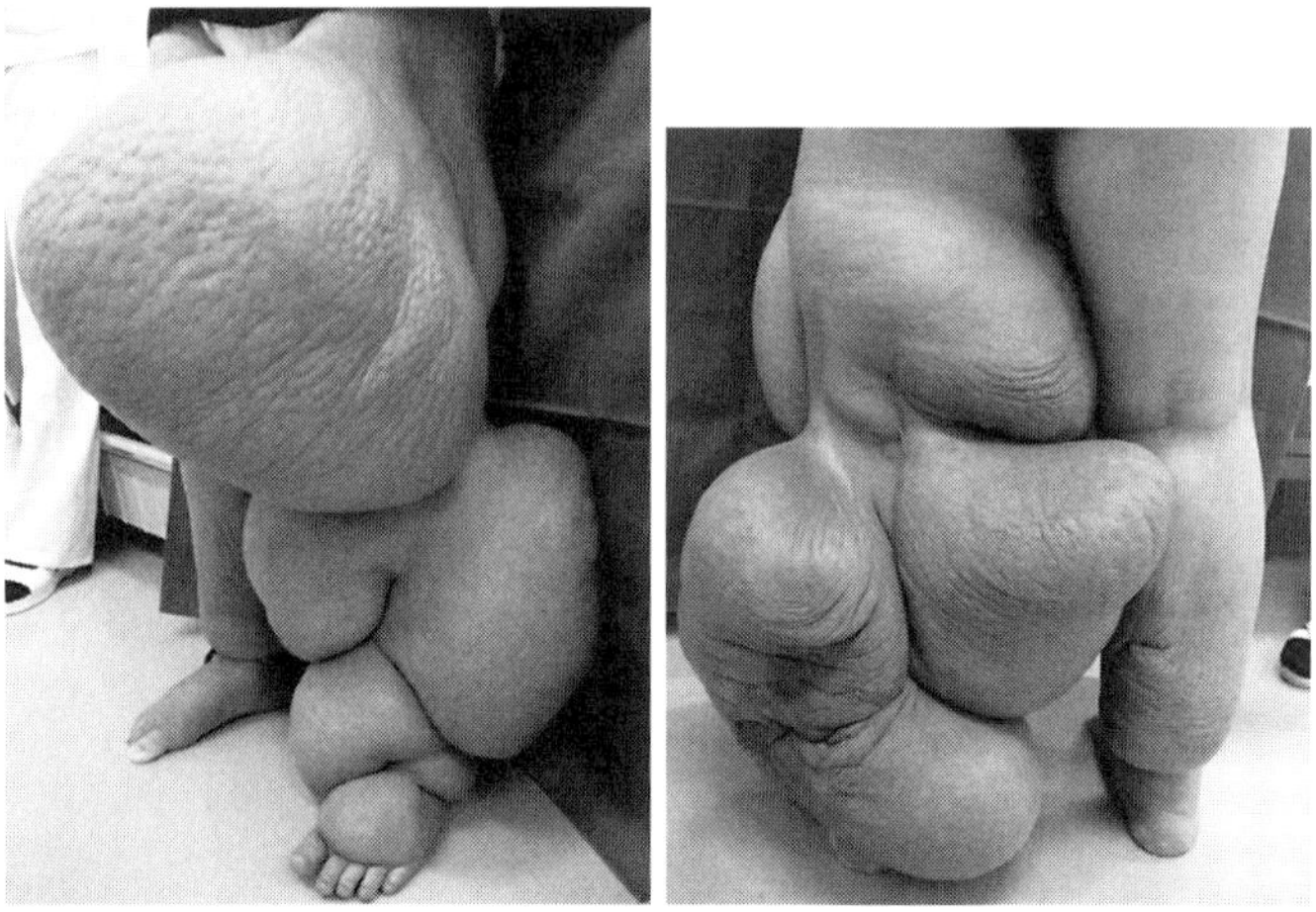

治療開始直前の脚の状態（2013年８月）

えっ⁉　今、何て言った？　大丈夫だって……⁉

まだまだ人間不信から抜け出せずにいた私は、にわかには院長の言葉が信じられませんでした。

私の思いに気づいているのか、いないのか。小川院長は、リンパ浮腫について説明を始めました。

「リンパ浮腫は完全には治らないけど、適切なケアをすれば、日常生活に支障が出ない程度には症状を改善することができるから」

えっ⁉　日常生活に支障が出ないということは、私にとっては治ることとほとんどイコールなんですけど。

私は少しだけ前を向くことができました。

2024年の今でも、私はリムズ徳島クリニックから渡された〝記録帳〟のコピーを大事に保管しています。

そこには2013年8月19日、つまり初めて小川先生に診ていただいた日の記録として、こう記されています。

・体重：118キロ
・太ももの周囲：120センチ
・足首：100センチ

我ながら、とんでもない数値だと思います。

それが半年後にどうなったか。その間、どのような治療を受けたのか。

この章では、こうしたことを中心にお話ししていきます。

「太田さん、いける?」って、どういう意味だろう

診察が終わると、看護師さんが2階に案内してくれました。

リムズ徳島クリニックは、1階に外来の患者さんも入る診察室とリハビリルームがあり、2階が入院病棟になっています。7人部屋と3人部屋が1室ずつ、2人部屋が2室、個室が2室ありました。

私が入ったのは7人部屋でした。

わあっ、狭い！　これが部屋を見た第一印象です。せいぜい4人部屋というスペースに7人分のベッドが置かれているのです。病室というよりも合宿所といった雰囲気です。

「太田さんです、よろしくね」

看護師さんが部屋のみなさんに紹介するのに続いて、

「太田です、よろしくお願いします」

と私も言いました。

7人いる看護師さんはとても親切で、「いつでも遠慮なく声をかけてくださいね」と言ってくれ、実際、入院当日から何度も様子を見にきてくれました。そのたびに、

「太田さん、いける？」

と尋ねてきます。

とりあえず、「はあ……」と応えてみましたが、いける？　って何だろう。いけるって、いったいどこへ行けというのかしら。こんな足の状態ではどこにも行けるわけないじゃない。私は顔には出しませんでしたが、内心戸惑っていました。

その半面、せっかく声をかけてくれているのに、「はあ」だけでは無愛想と思われてしまうだろうなとも少しばかり心配もしていました。

と、そのとき、隣のベッドから声がしました。50代後半くらいの華やかな洋服を着た方です。

「あなたさあ、さっきから看護師さんが言っている〝いける？〟って、どういう意味かわかんないでしょ。徳島弁で〝大丈夫？〟ってことだよ」

えー、そうなんだ。

要するに方言で心配してくれていたのですね。

入院初日、眠れずに考えていたこと

リムズ徳島クリニックの消灯時間は午後9時です。

入院初日、同室のみなさんはいつの間にか寝息を立てていましたが、私はまったく眠れません。

あのひきこもり以来、体内リズムが変わってしまったようで、眠れなくなったし、たとえ眠りに落ちたとしても、ちょっとした音などですぐに目が覚めるようになっていました。

それがさらにひどくなったのは前の病院に入院してからです。やっと寝入ったと思ったら、他の入院患者さんの叫び声がして目が覚めたり、ふとあたりを見ると、昼間は寝たきりの患者さんが病室内を歩き回っていたり……。それが現実だったのか、幻影だったのかはいまだにわかりません。

以来、私は睡眠導入剤が手放せなくなってしまいました。でも、眠剤を飲んだからといって、すぐに眠れるわけではありませんでした。

私は同室の患者さんの寝息を聞きながら、まんじりともせずに軽く目を閉じていました。そして思っていました。他の入院患者のみなさんとうまくやっていくのは無理なのではないか。せめて放っておいてくれるといいのだけど……。

クリニックの駐車場で、患者のみなさんに2階のベランダから予想外の出迎えを受けて以来、つねに「私は見られている……」と感じていました。被害者意識が強くなっているだけなのでは、と自分に言い聞かせてみましたが、それでも「見られている」という意識は消えませんでした。

自分がトイレに立とうとするとき、誰かが見ている……。

みんなベッドのカーテンも閉めずに、私を見ている……。

そう、みなさん、昼間は自分のベッドのカーテンを閉めないのです。

私は自分だけ閉めるのも気が引けて、というか、ますます孤立感を深めてしまうような気がして、私も開けたままにしていました。

眠れないまま、寝返りも打てずに、「逃げ出したい……」という気持ちのまま朝を迎えました。

帰りたいとか退院したいではなくて、「逃げ出したい。できたら今すぐにでも逃げ出したい……」

でも、歩くことが困難な私には無理な話でした。

リムズ徳島クリニックは〝アットホームな雰囲気〟が評判です。

たしかにみなさん、和気あいあいとやっていました。

アットホームと聞くといいなと思いますが、転校生がいきなり新しいクラスに馴染むのが難しいように、すでに打ち解けている輪の中に入っていくのはそう簡単ではありません。

入院中のみなさんがあからさまに私を拒否しているわけではないのはわかりましたが、それでもすぐには溶け込めませんでした。

どちらかといえば私はオープンな人間ですが、〝アットホーム〟という壁は相当に高く感じられました。

のちに大親友になったけいこさんのこと

そんな中でも、とても気さくに親切に接してくれたのが同じ部屋のけいこさんでした。

私は7人部屋の入って真正面のベッドで、けいこさんはいちばん奥にいました。入院して間もなく、さりげなくごはんを持ってきてくれたり、片づけてくれるようになりました。恩着せがましい感じもなければ、こちらに同情してくれている様子もなく、まったくの自然体だったので、私も自然と「ありがとう」と受け入れることができました。

これが今では大親友になったけいこさんとの〝なれそめ〟です。

けいこさんは子宮がんの手術を受け、その年の3月に抗がん剤が終わったばかりとのことでした。抗がん剤治療を受けている最中から足が腫れ出したそうです。私が入院したばかりの頃はまだ髪の毛も生えそろっていませんでした。でもそんなことはまったく気にしていないふうの、明るくて、とてもきれいな人でした。

彼女は8月末に退院して愛媛に帰っていきました。連絡先も交換せず、窓から手を振って「バイバイ」「ありがとう」と、あっさりした別れ際でした。

リムズ徳島クリニックの一日

リムズ徳島クリニックでの入院生活に慣れてきてからは、入院しているというよりも、同じ病気を抱える仲間と合宿をしているような感じでした。

入院患者の起床時間は6時頃です。看護師さんが各部屋をまわって体温とトイレ回数を確認します。

食事時間は、朝食＝8時、昼食＝12時、夕食＝18時と決まっています。たいていの人は病室でわいわいしゃべりながら食事をします。

私が初めてここに入院した当初は自力では歩くことができなかったので、看護師さんや調理の方が食事をベッドまで運んできてくれました。

リンパ浮腫の場合、とくに何を食べてはいけないというのはありませんが、体重の増加はむくみの一因になります。クリニック側は当然、そのあたりにも気を使ってくれている食事メニューになっています。

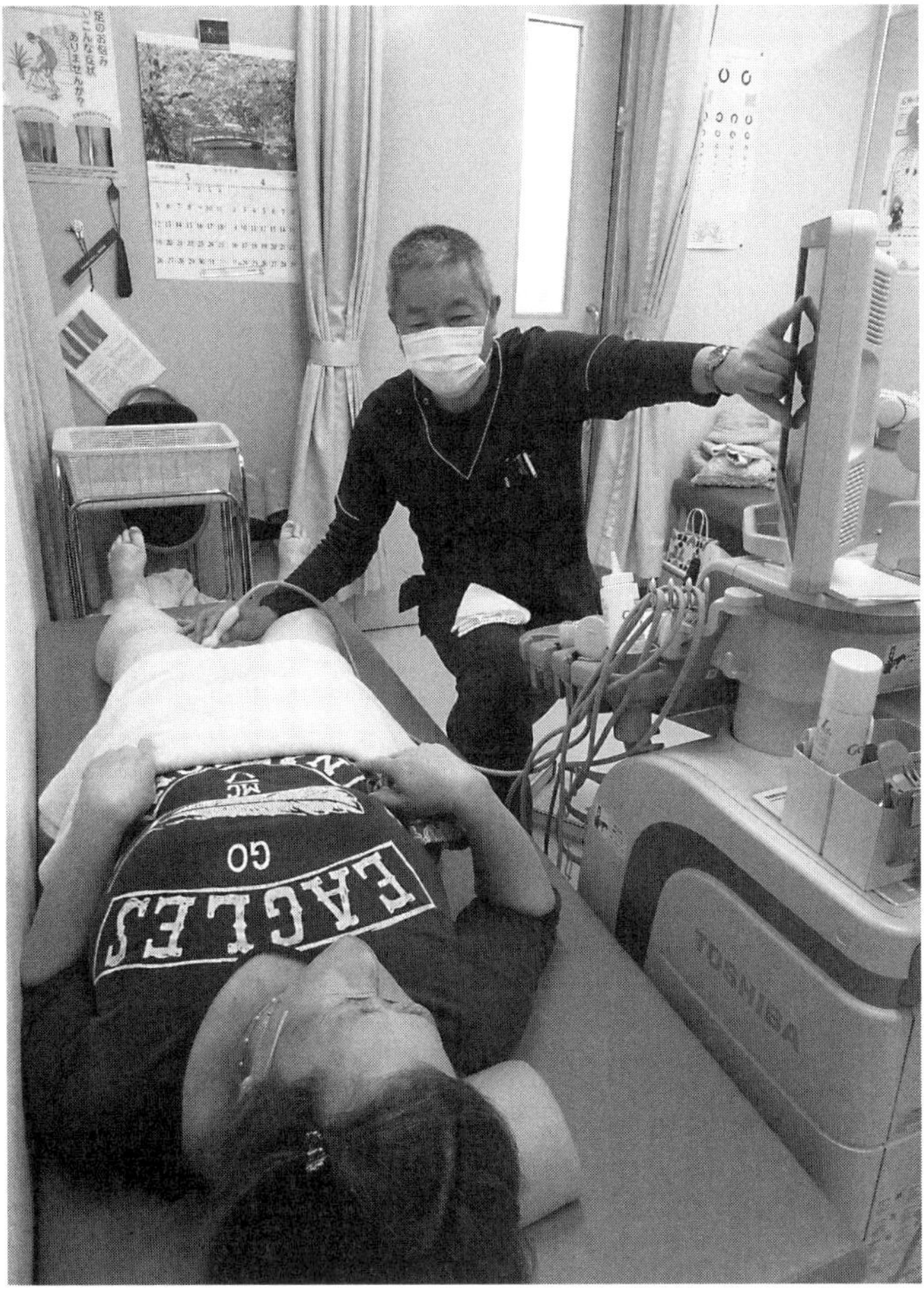

小川院長の診察（エコー）を受ける

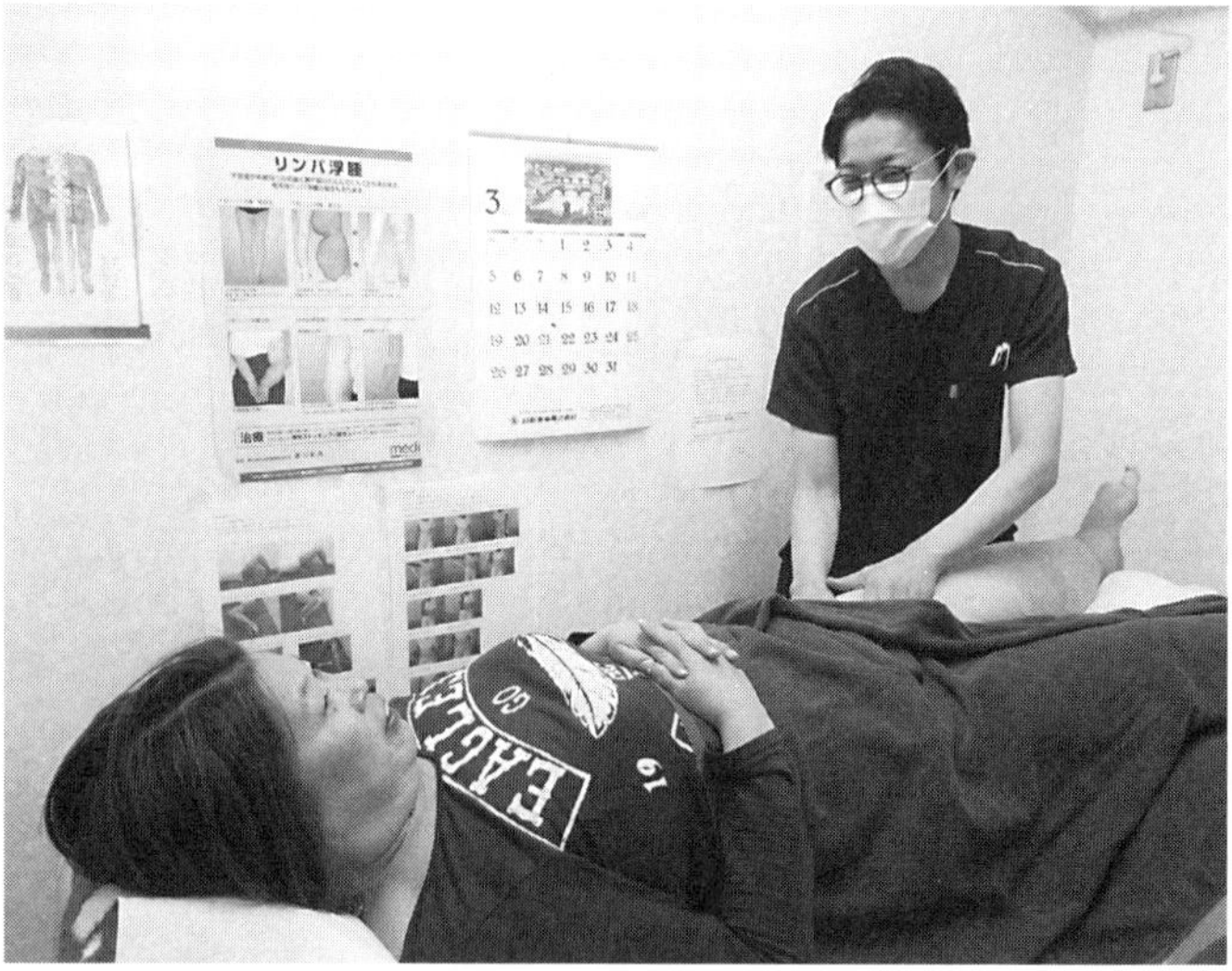

いつも温かく迎えてくださる森セラピスト（医療リンパドレナージの光景）

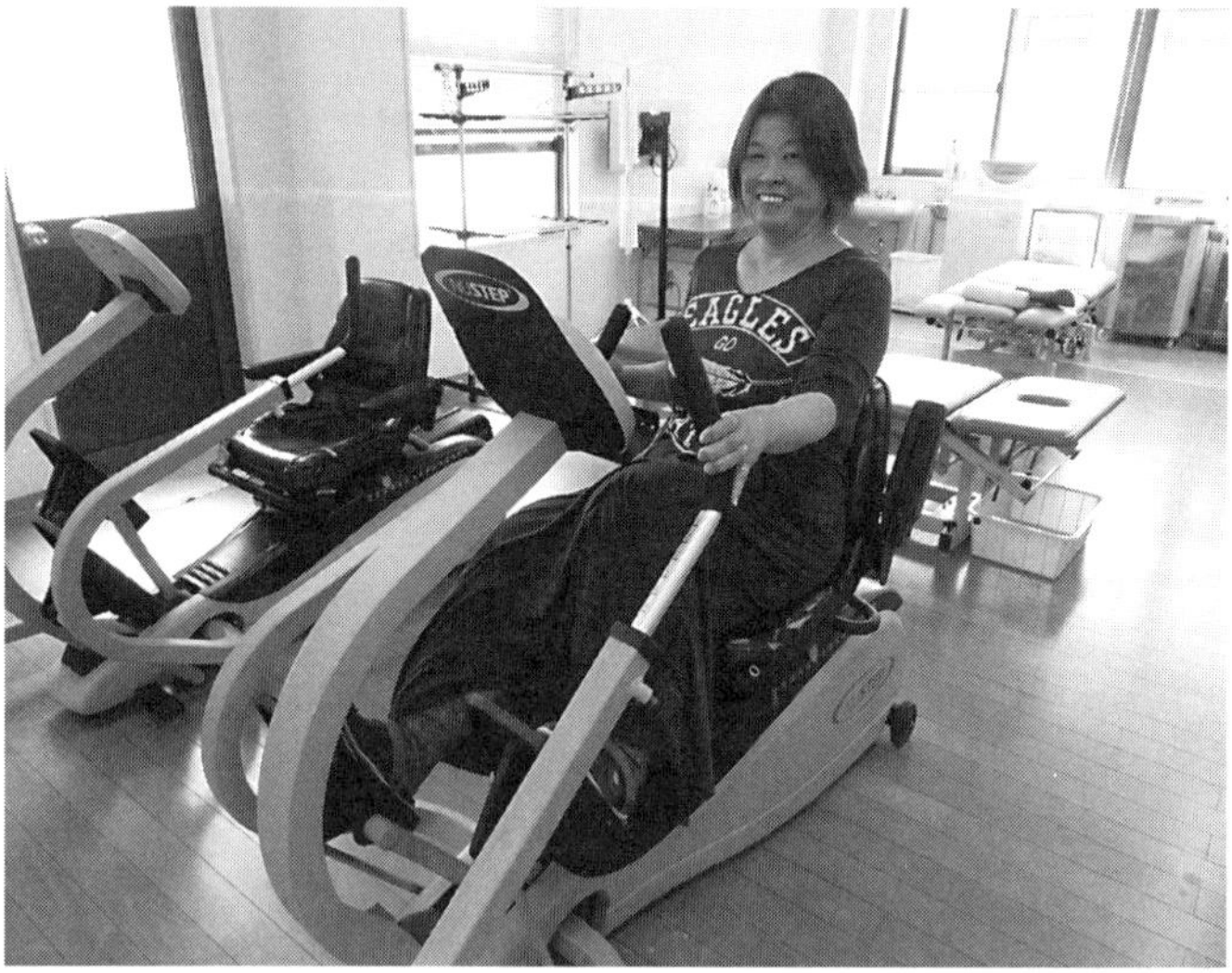

全身運動のできるリハビリ機器で日課の運動療法をする

リンパ浮腫治療は、小川先生の診察の後、入院当日から始まります。そして翌日の治療を受ける時間は、前日の19時頃に黒板に貼り出されます。9時＝誰々、10時＝太田、といった具合です。

リンパ浮腫の治療は複合的理学療法という保存的な治療です。「スキンケア」「リンパドレナージ」「圧迫療法」「運動療法」の4種類が柱となります。

・スキンケア

リンパドレナージや圧迫療法が行われる前には皮膚のチェックが欠かせません。スキンケアには2つの種類があって、ひとつがむくみや炎症などが悪化していないかを確認する「スキンチェック」、もうひとつは皮膚を清潔に保ち、保湿をするための「スキンケア」です。

・リンパドレナージ

リンパ液の流れをよくするための特殊なマッサージ技術です。やさしくゆったりとした手による刺激によって皮膚が柔らかくなり、むくみが改善します。

ちなみに佐藤佳代子先生が行うリンパドレナージは効果満点で、先生の手は〝神の手〟

と言われています。

・圧迫療法

リンパドレナージでむくみが軽減し、柔らかくなった皮膚の状態を保つために行われます。弾性包帯を巻く方法（包帯法）と弾性着衣（ストッキング、スリーブなど）を着ける方法があります。これを行うことで水分が組織の隙間に溜まりにくくなり、また、リンパ液の逆流を防ぎます。

・運動療法

弾性包帯を巻いたり、弾性着衣を着て患部を圧迫した状態のままで運動すると、リンパ液の流れがさらによくなります。症状に合わせて筋力を高める個別のプログラムやストレッチ、排液を促す器械運動などを行います。これらの治療法は一人ひとりのむくみや皮膚の状態、その日の体調などに合わせて行います。

最初に行われた治療とは

私は通常のクリニックのベッドを一番低くした高さでも一人では上がることができず、

また6年近く寝たきり状態であったことから、心肺機能がだいぶ低下していました。そのうえ、足の太さのために膝が曲げられず、車椅子に座ることもできず、ちょっとした短い距離でも歩行器が必要でした。

入院当日の足の状態で積極的にリンパドレナージを行うと、心臓に負担をかけてしまうとの判断があり、私が最初に受けた治療は圧迫療法でした。

このため最初から弾性包帯を巻く治療法を中心に行うことになりました。その包帯もまずはゆるく巻くことしかできないと言われました。

弾性包帯を巻くだけでも大変

すでにお話ししたように、入院当初、私の太ももの周囲は120センチありました。女性の平均的な太ももサイズの2倍以上の太さといえるでしょう。

弾性包帯を巻いてもらうだけでも簡単にはいきません。手が届かないので、セラピストさん一人ではグルリとは巻けません。二人がかりでやっとどうにかなりました。でも、包帯を巻いて終わりというわけではありません。

94ページの写真を見てもらえばわかるように私のリンパ浮腫は部位によって極端に凹凸があります。ですから包帯を単に巻くだけではいびつになってしまい、均等に圧が加わりません。

その状態では十分な効果が期待できないので、足のくびれに合わせて緩衝材としてタオルケットやバスタオルで詰め物をするように整えて、足の形を寸胴にしなければなりません。

このときばかりは毎回、セラピストさんも、私も全身汗だくになっての大変な作業になります。

この頃の私の体の状況は、座っていても立っていても、立ちくらみがする状態で、心臓がバクバクして脂汗まで出てくるのです。このような状態が1カ月ほど続きました。

たった1日で体重3キロ減

入院当初はまだオムツをしていました。自力でトイレに行くことが難しく、2日目から

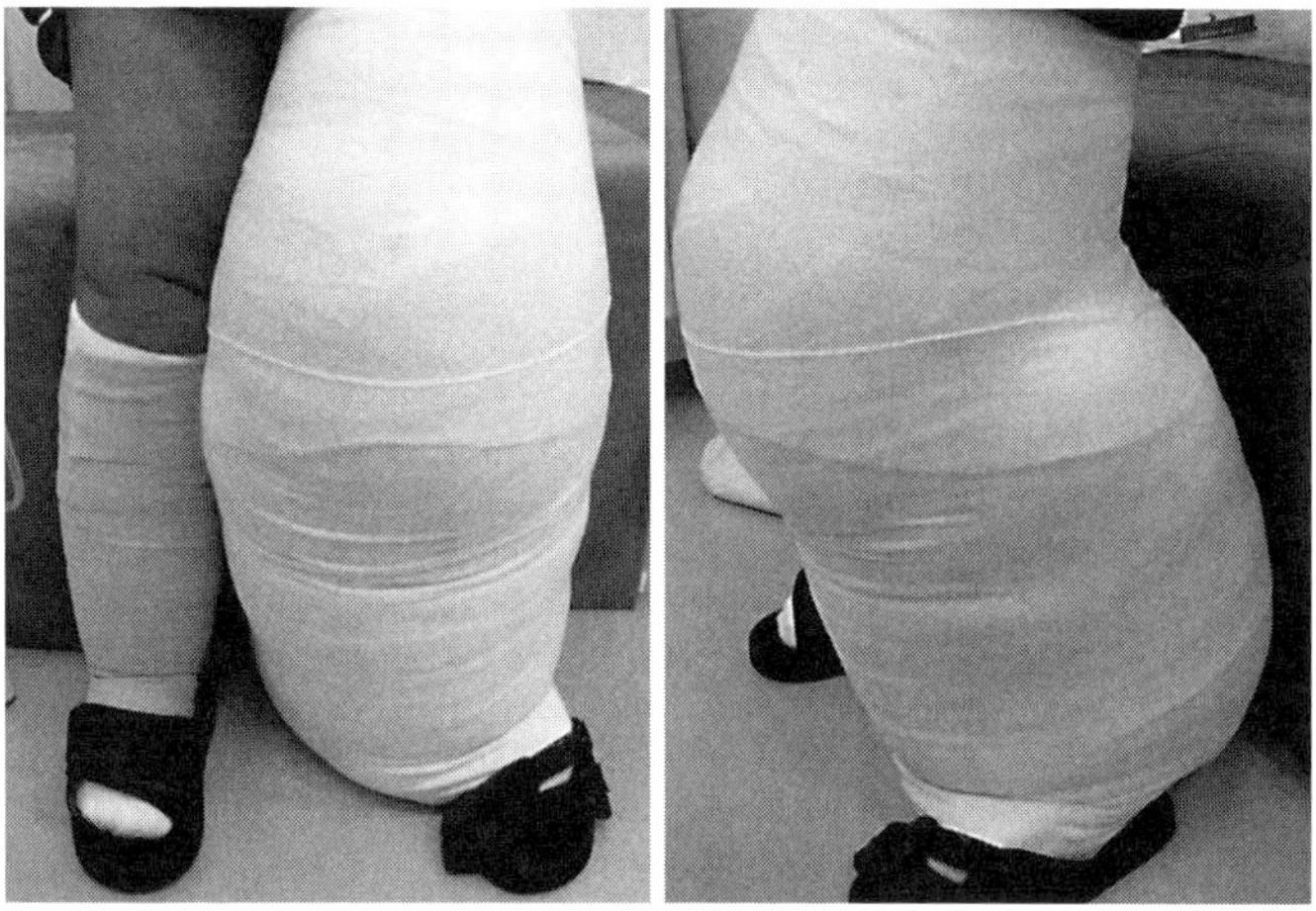

特殊な包帯の巻き方から弾性包帯による治療を開始する

は尿導バルーンが入り、2ℓの袋が1日に何回も取り替えられました。

3日目の体重測定のときに正直なところ、最初は耳を疑いました。

苦労に苦労を重ねて包帯を巻いてもらったおかげで、なんと最初の3日間で、体重を3キロも減らすことができたのです。

この数値を聞いた私は、最初の診察のときに小川院長からかけられた「大丈夫」という言葉が信じられるようになりました。

弾性包帯はその日のリンパ浮腫のむくみの状態に応じて圧を調節できますが、巻き方がきつすぎると心臓に負担をかけてしまい、身体に悪影響を及ぼします。ですから毎日のように小川先生が、

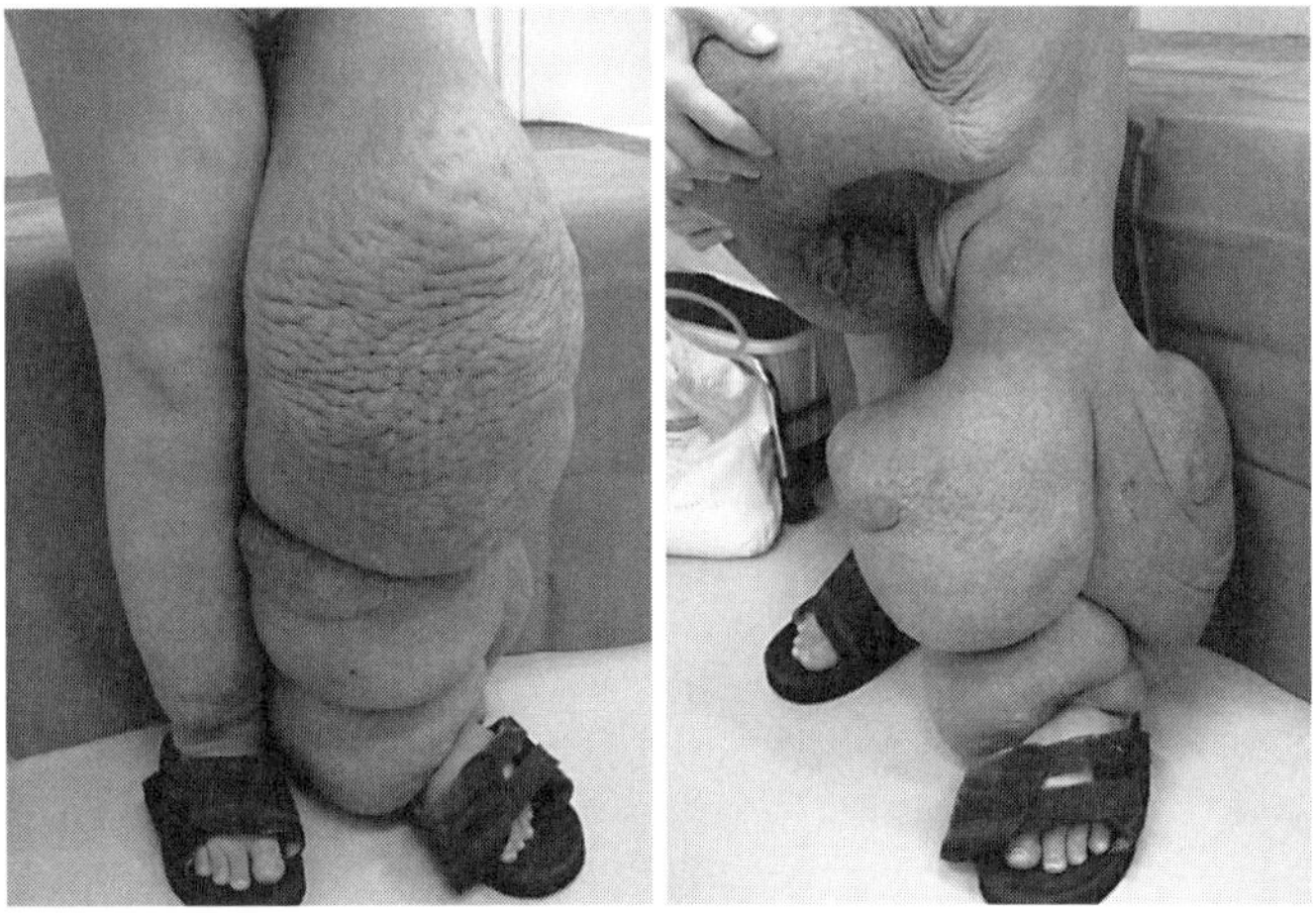

入院３週目：体重20kg減少（2013年９月）

心臓の状態を、エコー検査でチェックしてくれました。

この圧迫療法を、入浴時を除く24時間続けたことで、むくみは少しずつ改善していきました。

４日目からは、体重が１日に３kgずつ減っていきました。

その後、むくみがどの程度改善しているかのチェックを受けながら、リンパドレナージや、ウォーキングなどの運動療法も始められるようになりました。

集中的な複合的理学療法によって、見る見るうちに確実にむくみは改善していきました。おかげさまで、２カ月後には歩行器を使わないでも歩けるまでになりました。

「歩け」「歩け」

入院して1カ月も経たない9月に入ってからは、院長はじめスタッフのみなさんは、私に向かって二言目には「歩け」「歩け」と言うようになりました。

それまでは何かというと、まるで壊れやすい物でも扱うように「いけてる？」と心配してくれていたのが、1カ月もしないうちに「歩け」「歩け」です。

でも、私はやっと歩行器での移動ができるようになったばかりです。もっとゆっくりやっていってもいいのでは、などと思っていましたが、できるだけ早い時期から歩いて少しでも体力をつけておかないと、足がガクガクすることも立ちくらみも解消しないとのことです。

私は、内心「もぉ～、うるさいなぁ」と思いながらも、少しずつ歩くように心がけました。

やはり〝継続は力なり〟、最初は歩くことが怖くてたまりませんでしたが、いつの間にか恐怖心が薄れ、歩く練習があまり苦ではなくなってきました。

そんな私に、いい意味でダメを押してくれたのは、同じリンパ浮腫で入院している仲間たちでした。

入院当初に比べて、だいぶ歩けるようになった私をずっと応援してくれていました。

入院延長

毎日少しずつでも歩いているおかげもあるのでしょうか、9月の中旬あたりになると、自分でも身体の状態が変わっていくのが自覚できるようになりました。入院当初に比べると、リンパ浮腫もしぼんで小さくなってきています。

看護師さんや入院している人たちとも自然と打ち解けるようになりました。心身ともに変わることができたことで気持ちも前向きになり、頑張ればなんとかなるかも……という意欲が湧いてきました。

でも、退院まであと1カ月ありません。そんな短期間で何ができるのだろうという不安もありました。歩けるようになったといっても、まだ歩行器が必要です。

回診にみえた小川院長が、私の足を見ながら言いました。

「今のままじゃ、まだ帰れないよなぁ。中途半端な状態で帰ってもしょうがないやろう」

もちろん、帰りたい気持ちはありましたが、どうせ帰るのなら十分に治療してもらってからのほうがいいと思いました。

もしも入院を延長できるなら、それはとても有難いことです。でも、リムズ徳島クリニックの16床あるベッド（病床）はつねに満床です。

リムズ徳島クリニックに入院する場合、多くの方が月初めに入院し、月末に退院するパターンです。入院期間は2週間～1カ月が基本です。

しかも、つねに入院を控えている方々がベッドが空くのを待っている状態ですから、いくら治療の途中だからといって私が居座るわけにはいきません。

そんな中、院長が入院予定の人に「重症の人がいるから入院の日を少し先に延ばしてくれませんか」と直々に電話してくれたのです。

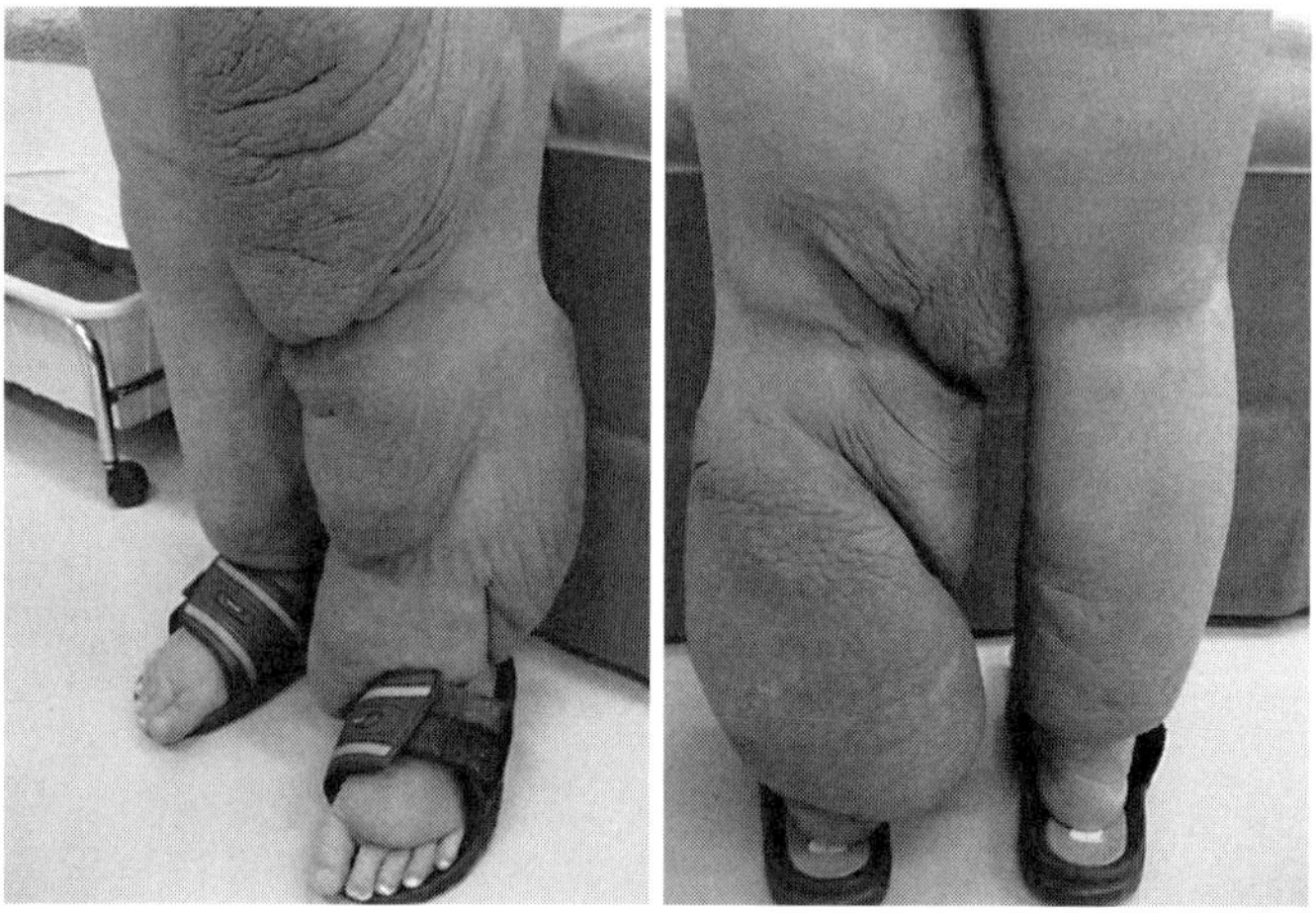

入院12週目：体重38kg減少（2013年11月）

みなさんのおかげで私は、そのままリムズ徳島クリニックで継続して治療を受けられることになりました。

その後も何度か同じように調整してくださり、結局私はその年の年末まで入院させてもらうことができました。

心まで癒してくれる看護師さん

11月ともなると、クリニックのスタッフの方とも、入院している人たちとも、ますます打ち解けるようになりました。

看護師さんはみな親切でフレンドリーでした。精神的なフォローもずいぶんとしていただいたと思います。

すでにお話ししたようにリムズ徳島クリニックでは多くの人が月末に退院し、月初めに入院します。ですから24時間ほど入院しているのが私だけになることもあります。

大部屋でみんなでワイワイしゃべりながら楽しくやっていたのに、月末の夜には私だけとなり、物寂しさやら孤独感が募ります。そんなとき、私の相手をしてくれたのが夜勤の看護師さんでした。

消灯時間まで私の話を2~3時間も聞いてくれたり、お互いにプライベートな話をするといったこともありました。

あるときには日曜日に当直の看護師さんがやってきて、「一人で包帯巻けるようになったら、安心して年末に帰れますよ」と。看護師さんは続けて、

「やってみましょう。つきあってあげるから」

わあ、申し訳ない。自分の仕事が増えることもいとわずそう言ってくれるのですから、私も応えないわけにはいきません。

そのようにしながら、いつもいろいろと話を聞いてくれました。

どんなに感謝してもし切れません。

初めての外出

初めて外に出たのは、入院から3カ月以上経った11月下旬のことでした。その頃はもう、クリニックの中は歩行器があれば問題なく歩くことができるようになっていましたが、外に出るのはやはり怖い思いがありました。

そんな私を救ってくれたのは、徳島県の阿南市から入院中のよんちゃんでした。

「試しにちょっと外に出てみない？」

私は即座に反応しました。

「無理、無理」

「車だから大丈夫だって～」

それでもためらっている私に、

「ダメだったらダメで、そのときに考えればいいじゃん」と言います。

そうか、このひとことが決め手となって、私たちはさっそくよんちゃんの車で出かけることにしました。

運転席にいる彼女に見守られながら私は……難なく助手席に座ることができました。外の空気がやけに新鮮に感じられました。

こうして軽自動車にも乗れるようになり、私は新しい一歩を踏み出せた嬉しさでいっぱいでした。

毎日7時前に出勤してくる小川院長

小川院長は毎日6時40分に病院に出勤してきます。土曜日も日曜日もそれは同じです。

ホームページには院長の言葉としてこうあります。

〈たくさんある病気の中でも、手足の血管の障害が原因で発病する疾患は、まだ一般的には重要視されておらず、「命にかかわることがない」などの理由で、診断・十分な生活指導や治療が受けられていないのが現状です。

その中でも特に、リンパ管の障害が原因で発症する「リンパ浮腫」は、国内で治療方法の普及が非常に遅れ、最近まで診断がついていても簡単な生活指導さえ十分に受けられていませんでした。
そのような状況を少しでも改善するために、当院では「リンパ浮腫に対する複合的治療」をメインに行うクリニックとして、一般診療・入院治療を保険診療として行っています。〉
ちなみに「リムズ」とは「手足」という意味です。

待ちに待った退院

入院から4カ月半、2013年12月28日、待ちに待った退院の日を迎えました。

退院日が決まったとき、娘に電話すると、

「年末で休み取れるから迎えに行くよ」

と言ってくれましたが、私は、

「一人でも歩いて帰れるから大丈夫だよ」と伝えました。

それでも娘は半信半疑だったのでしょう。横浜発の夜行バスに乗って迎えにきてくれました。

徳島駅に到着したのは朝の6時。クリニックに直行した娘は、出迎えた私を見てびっくりしていました。

「本当に歩けるんだ⁉」

娘はとてもうれしそうでした。

娘が驚いたのも無理ないかもしれません。私は本当に劇的に良くなったのですから。ここで退院時の私の足の周径値の変化を紹介させていただきます。

●左足の数値

	8/19		12/26
・大腿上部	114・5センチ	↓	65・0センチ
・大腿下部	104・4センチ	↓	61・3センチ
・膝蓋骨直上	99・4センチ	↓	41・7センチ
・下腿最大部	95・0センチ	↓	53・1センチ
・足関節	63・0センチ	↓	23・5センチ
・足背	29・7センチ	↓	21・4センチ

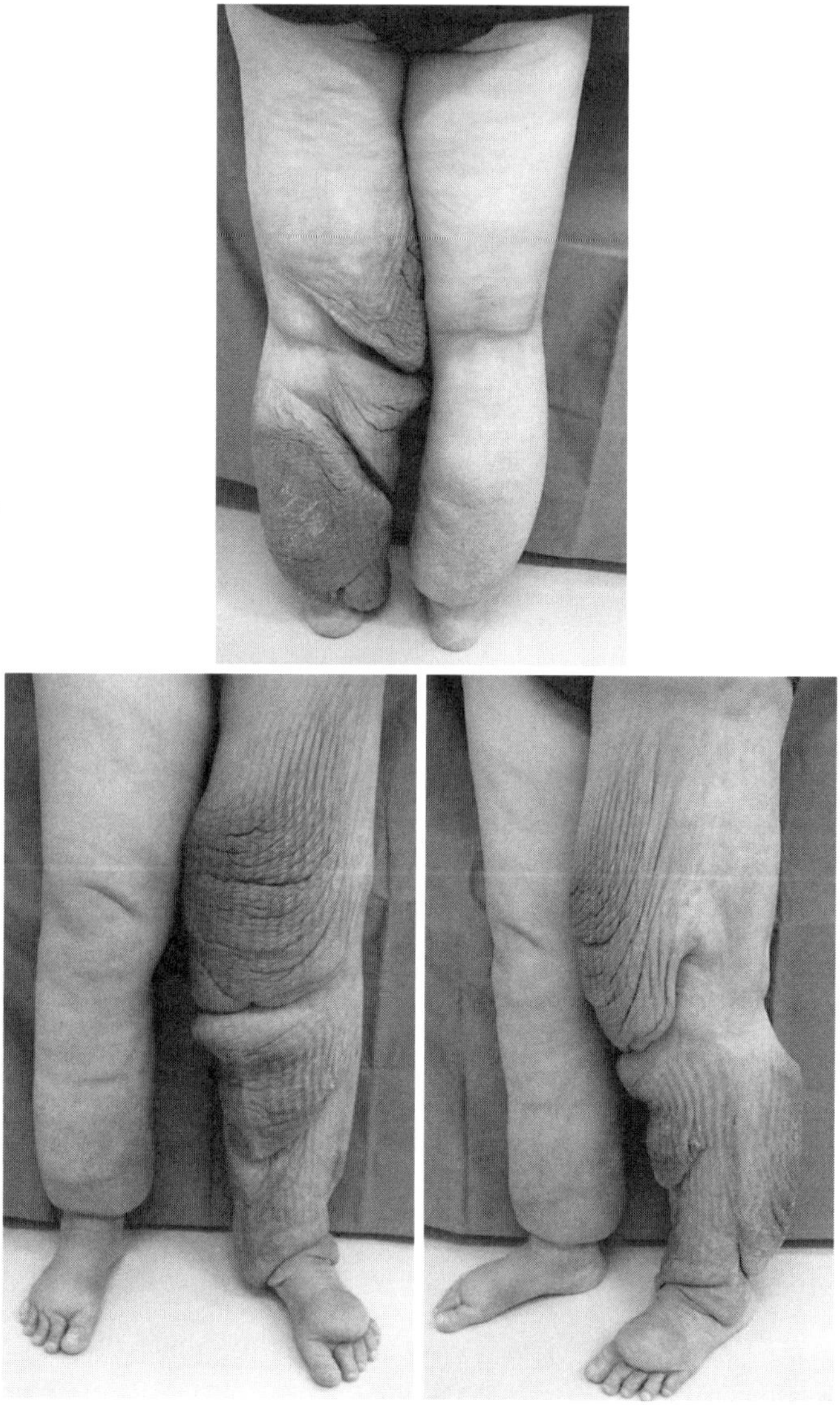

退院時：体重40kg減少（2013年12月）

第6章
徳島と横浜を行ったり来たり

横浜市立大学附属病院に報告に行く

リムズ徳島クリニックを退院してすぐに私は横浜市立大学附属病院を訪ねました。小川院長は退院するとき、「横浜に帰ったら前川先生に報告してくださいね、きっと喜んでくれるから」と言いました。

実際、前川先生もびっくりしながら喜んでくれました。その場に居合わせた他のスタッフのみなさんもとても喜んでくれましたが、じつは私にはもうひとつの課題があったのです。それは何かというと……。

リムズ徳島クリニックを退院するとき、小川院長は「前川先生に報告するように」と言われた後、こう続けました。

「足はひとまずだいぶ細くなったけれど、多くの水分が抜けてたるんだ皮膚を整える必要があります」

たしかに足は細くなりましたが、皮膚はそのまま余ってしまっている感じで、しぼんだ風船のように垂れ下がっていました。それが擦《こす》れると炎症を起こして熱を出すこともあるから、皮膚の切除手術をしたほうがいいと言うのです。

でも私としたら、なるほど見た目はよくありませんが、この先もずっと弾性ストッキングを着けるか弾性包帯を巻いていくので、できたら手術は避けたいところでした。

小川院長にそう伝えると、

「報告書を作っておいたから横浜市大で診てもらってください」と言いました。


そんなわけで私は、前川先生に、足が細くなったことを報告すると同時に、皮膚の切除術について相談したのです。前川先生は、私の足を見て言いました。

「すごいね。よくここまで良くなりましたね。でも垂れ下がっている皮膚は手術したほうがいいと思いますよ」

やっぱりそうか……。信頼している二人の先生が同じことをおっしゃるのだから、手術を受けたほうがいいのかなと思いました。

ただ、私は相変わらず弾性包帯による圧迫療法を続けていたので、皮膚が垂れ下がっていても違和感はありませんでした。その旨を告げると、前川先生は言いました。

「たしかに今はそうかもしれませんが、皮膚が垂れた状態を整えることで弾性包帯もより巻きやすくなります。今すぐ手術するということではなくて、まだまだ改善の余地があるでしょうから、しばらく経過を見ましょう」

リムズ徳島クリニックの次の入院は翌年の3〜5月に予定していました。

「では、次の入院を終えたら、もう一度来てください」と言われました。

2度目の入院

2014年3月2日、私はリムズ徳島クリニックを再び訪れました。

「太田さん、お帰りなさい」

スタッフのみなさんが明るく声をかけてくれました。

「あら、太田さん、今日から入院ね！　よかった、元気そうだね」

前にも一緒だった入院患者さんも、うれしそうに迎えてくれました。

半年前、初めてリムズ徳島クリニックを訪れたときとはすべてが大きく違いました。あのとき、私に注がれた好奇の目はどこにもありません。もちろん、私自身の「ここにいるのがイヤでイヤで」という気持ちもすっかり消えていました。

私は、久しぶりに実家の玄関をまたいだような気分でした。


今回の入院は、前回の退院時に決まっていたことです。クリニックを退院した人は、リンパ浮腫の様子を見つつ、しばらく期間をおいてから次回の入院予約をするのが一般的ですが、私の場合には改善されたとはいっても、もともとが大きなマイナスからのスタートだったので、次回の入院スケジュールが決まってからの退院となりました。

たしかに自力で歩けるようにはなりましたが、まだ靴も履けなかったし、弾性ストッキングも穿けませんでした。私にはまだまだリムズ徳島クリニックでの治療が必要なのです。

入院中はリハビリの毎日でした。セラピストさんに弾性包帯を巻いてもらい、リンパドレナージも毎日受けました。

けいこさんとの再会

2回目の入院中の4月のある日のことです。2階の廊下を歩いていると、よく知った顔

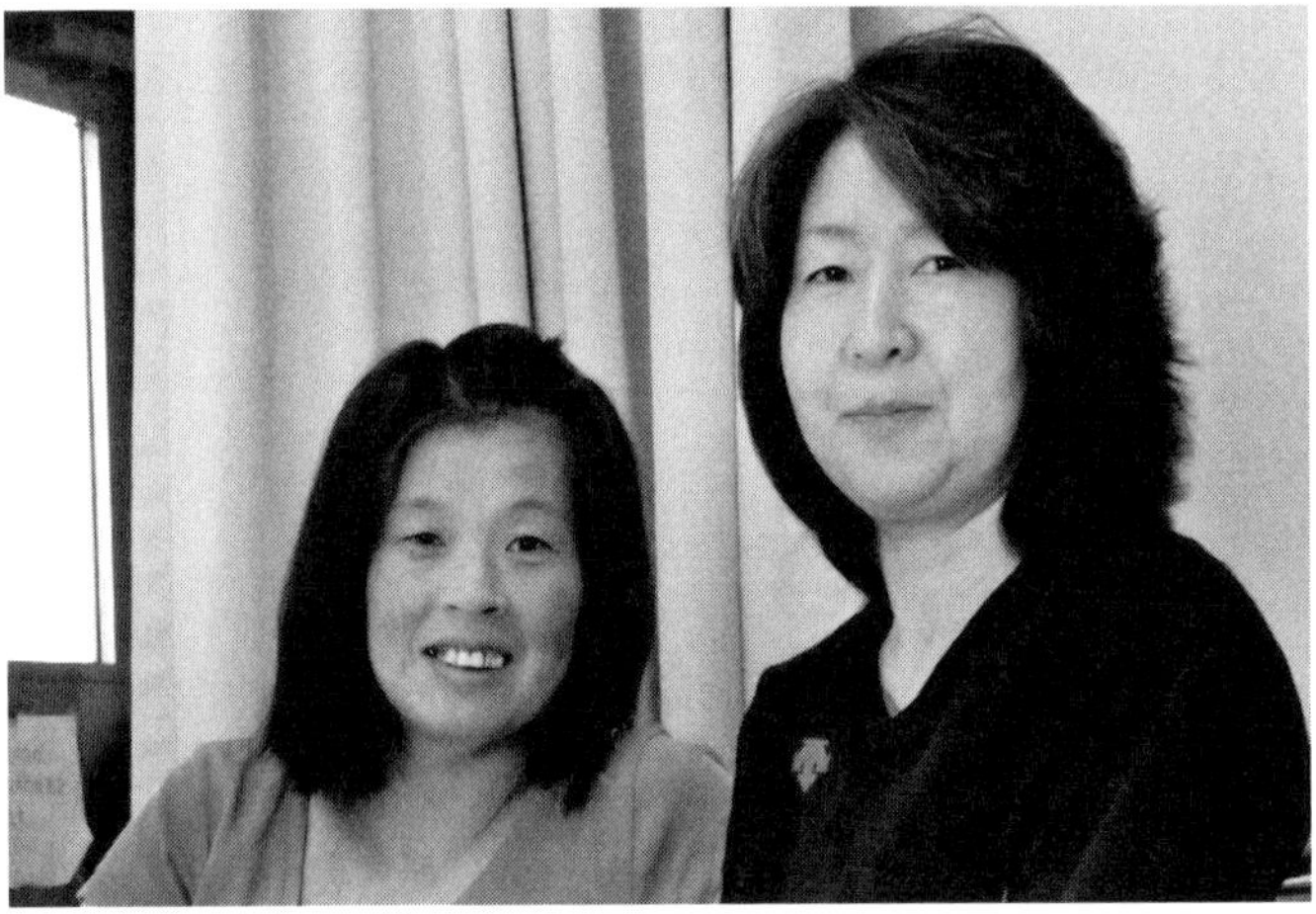

けいこさんと出逢った頃

がこちらに向かってくるではありませんか。

最初の入院のときに、とても親切にしてくれたけいこさんです。わあ、なつかしい！　私は思わず大きな声を上げていました。

「けいこさん、久しぶり！」

再び入院してきたけいこさんも私との再会を喜んでくれると思っていましたが、意に反して反応が鈍いのです。

あれっ、どうしちゃったのだろう。けいこさんはキツネにつままれたような顔をしています。

「あれっ……太田さんだよね⁉」

戸惑ったように言います。

「そうに決まっているでしょ」

「でも、一人で歩いている⁉」

たしかに私はここ何カ月かで格段に良くなりました。彼女が退院していった7カ月前は、ほとんどベッドに寝たきり、歩行器なしでは一歩も歩くことができない状態でしたから、驚くのも当然です。

けいこさんは、別の知り合いから私が入院中だと聞いて来てくれたので。

「わあ、すごいね。こんなに良くなったんだ！」

目の前にいる私の姿を見てとても喜んでくれました。

他人に足を見られても気にならなくなった

リムズ徳島クリニックで治療を受ける前は、足を見られるのがイヤでイヤで5年間もひきこもってしまった私でしたが、何度かこちらに入院しているうちに気の置けない〝リンパ浮腫仲間〟も増え、いつしかリンパ浮腫がある足を見られてもなんとも思わなくなりました。

たしかに浮腫が小さくなったこともその一因かもしれませんが、それ以上に同じリンパ浮腫仲間の存在が大きかったと思います。

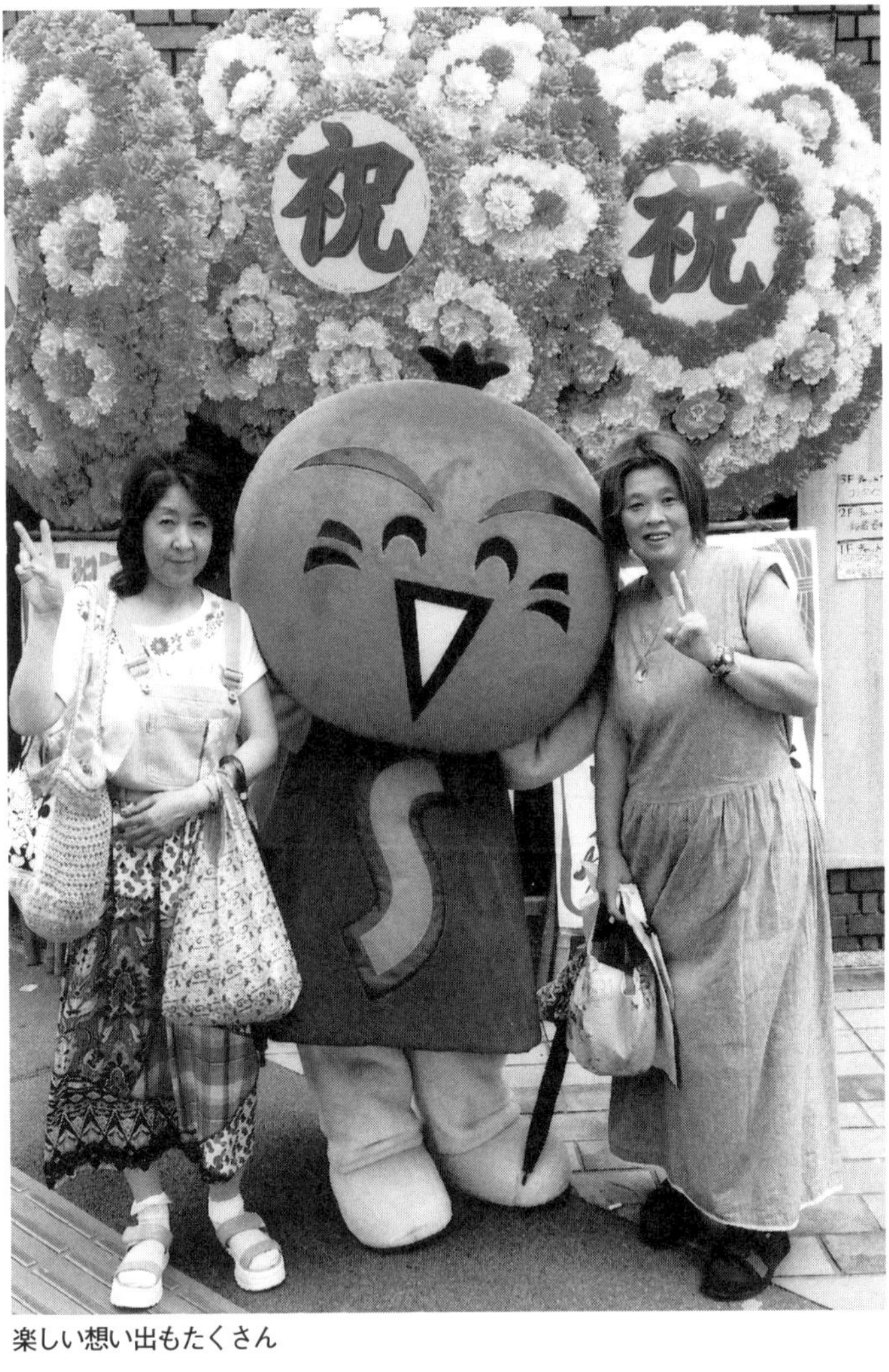

楽しい想い出もたくさん

そんなこんなで、私は「もっと早くリムズにお世話になっていれば、6年間もひきこもることはなかったかも」と思うのですが、過ぎ去った日々は巻き戻すことはできません。

だからこそ、今、リンパ浮腫に悩まされていて誰にも相談できない人や、治療してもなかなか改善しない人には「ぜひ一度、専門病院で診てもらってください」と言いたいのです。

もし世の中に〝楽しい病院〟があるとすれば、私は第一にリムズ徳島クリニックを挙げたいと思います。

垂れ下がった皮膚の切除手術

2度目のリムズ徳島クリニック退院から約3カ月後の9月4日、私は横浜市立大学附属病院で垂れ下がった皮膚の切除手術を受けました。

全身麻酔で行われた手術は10時間ほどかかりました。神経や血管が張り巡らされている部位でしたが、垂れ下がっていた皮膚は上から下まできれいに切除されていました。30センチ以上の大きな傷が5カ所ありました。

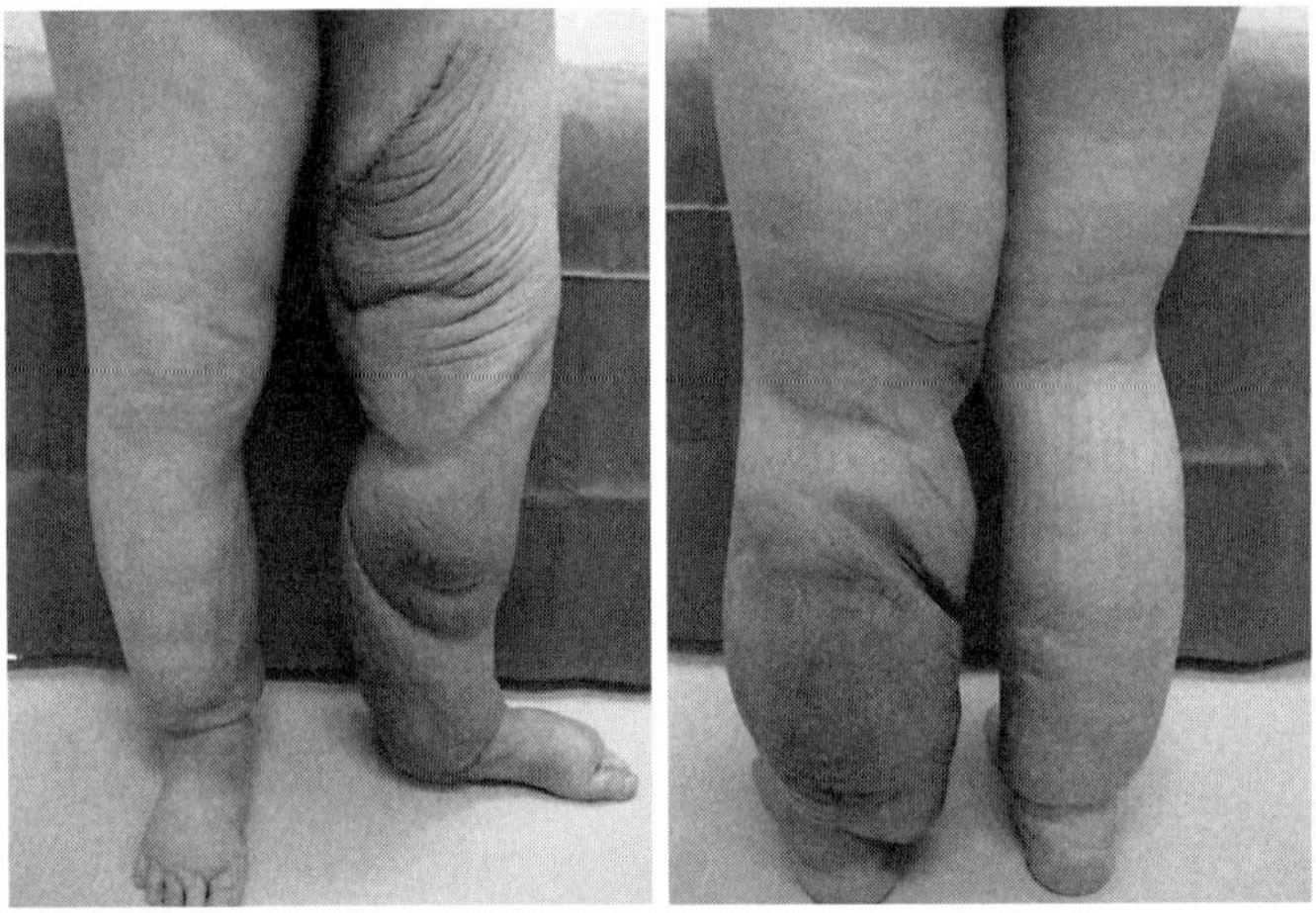

皮膚の切除術後のようす（2014年9月）

全身麻酔が切れるなり、あまりの痛さに吐き気をもよおしました。でも、次の日からは身体を動かさないといけないとのことで、導尿カテーテルの管も抜かれてしまいました。

手術によってたしかに左足はすっきりはしましたが、しばらくは、手術時の激痛がよみがえるような気がして、左足を直視することができませんでした。

加えて、近々待っている抜糸のときはどうなってしまうのだろうという不安もありました。

実際、抜糸のときも、大変な痛みに襲われました。

「抜糸の痛みは毛を抜くときの痛みに似ている」

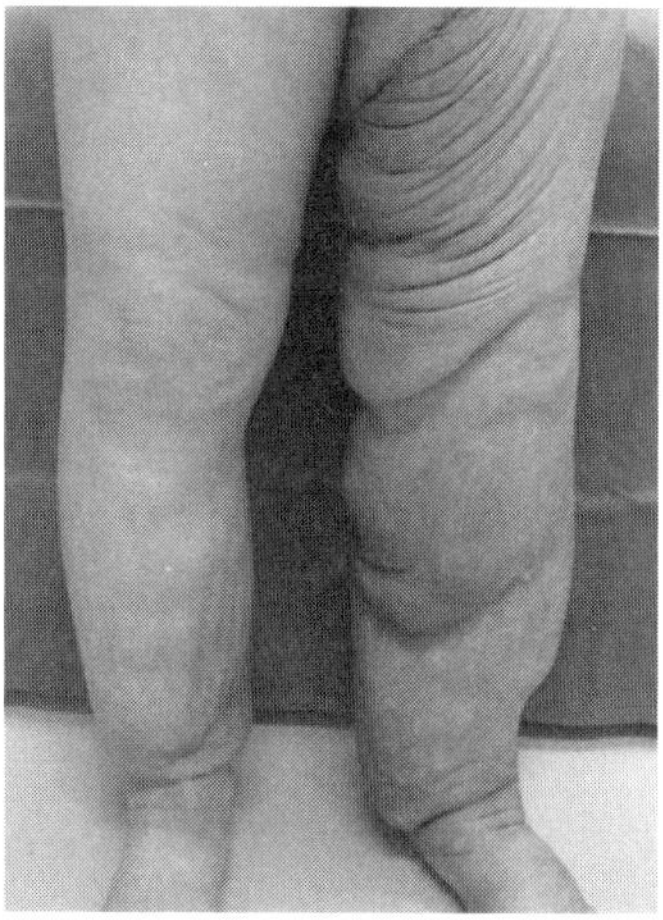

と聞いていましたが、私の場合はとてもとても、そんなものではありませんでした。とにかく激痛！　まさに激痛！　これまでに味わったことがないような痛みに襲われました。

どうしてこんなことになってしまったのでしょう。

これには手術を受けてから抜糸までの時間が長かったことが影響しているようです。

一般的には、多くの場合、手術後1週間から10日ほどで抜糸します。でも私の場合は、抜糸までに1カ月かかりました。その間、皮膚に再生しようという本能的な力が働いて、糸がどんどん埋まっていってしまったのです。

ですから、抜糸する際には皮膚を切って開かなくてはなりませんでした。

抜糸中は、過呼吸で意識を失くしてしまいました。

人は痛みに襲われた瞬間、息を止めるそうです。先生たちは「息を吸って」「我慢して」などと言うので、最初は我慢して息を吸っていましたが、尋常でない痛さが次から次へやってくると、どうしても息を止めてしまいます。でも、いつまでも息を止めてはいられないから大きく息を吸い込む。すると痛みに襲われ、息を止める。こうしたことを繰り返しているうちに過呼吸になってしまったようです。

研修医の先生は「泣いても叫んでもいいから頑張って我慢して！」と言いましたが、どうしても我慢できずとうとう私は泣き叫びました。

「先生、麻酔してください！」

すると看護師さんが、私の泣きわめく声をさえぎるような大きな声で言いました。

「抜糸に麻酔はありません！」

結局、抜糸は1回では終わらず、日を改めて2回、3回と行われました。

無事に……とは言えないかもしれませんが、抜糸もなんとか終わり、退院した私はその1カ月後、またまたリムズ徳島クリニックに向かいました。

でも、皮膚の切除手術はこれにて一件落着とはいきませんでした。

前川先生からの思わぬ申し出

抜糸がなんとか終わった後、前川先生は言いました。

「今後は今まで以上に自己管理をきっちりとしてください。リンパ浮腫には腫れよう腫れようとする力があるから、太田さんの場合には悪くすると創部が開いてしまう可能性があります。そうなったら大変ですから」

私の場合、その腫れよう腫れようとする力がとくに強く働いているそうです。だからこそ余分な皮膚の切除手術も徹底しなければならないし、そもそもで言えば、だからこそリンパ浮腫がとんでもなく大きくなったとのことです。

「徳島に行ったら、圧迫療法を徹底して行ってください」

私は、今まで以上に頑張らなくてはいけないと、決意を新たにしました。

しかし、前川先生の話はこれで終わりませんでした。

「徳島で圧迫して今よりも細くなったら、もう1回手術しましょう」

えっ⁉　一生懸命圧迫してもっと細くなったら大丈夫なんだよね？　手術と抜糸の大変さの記憶が鮮明に残っている私は即座に言いました。

「先生、とても無理です‼」

すると前川先生も即座に返します。

「太田さん、1回の手術では限界があるのですよ。同じところをさらに切って細くしないと、また腫れて苦しむことになります」

手術をしてその痛さに耐えるのか、手術をせずに近い将来、皮膚が腫れあがる痛さにのたうちまわるか……。

まさに究極の選択というべきですが、どちらにせよ、私は痛みから逃げられないようです。

だったら、手術をしたほうが痛みと格闘する時間も短くて済むし、将来的に足が腫れあがる可能性もかなり低くなります。本心を言えば両方とも避けたいところでしたが、私は手術をすることを選択しました。

2度目の皮膚切除手術

２０１４年11月28日、私は横浜市立大学附属病院（横市大病院）で2度目の皮膚切除手術を受けました。このときも手術は全身麻酔で行われましたが、それに加えて硬膜外麻酔も行ってもらいました。

硬膜外麻酔とは、脊髄の近くに位置する硬膜外腔というところに麻酔薬を入れて、手術する場所の痛みをなくす（あるいは軽くする）目的で打つものです。背中に細い管（カテーテル）を挿入し、そこから麻酔薬を入れていきます。手術後、全身麻酔が切れた後の痛みに対応する目的です。

手術は10時間くらいかかりました。硬膜外麻酔のおかげで、全身麻酔が切れた後も痛みは感じませんでしたが、病室のベッドで寝ていると、船酔いがひどいような状態で、天井がグルグル回っている感じが24時間続きました。目を開けていても閉じていても気持ち悪さは変わらずにありました。

手術が終わって2日目の朝にはごはんも食べられなくなりました。眠ることもできません。精神的にも肉体的にも限界が近づいている感じでした。でも、「日にち薬」という言葉もあることだし、もう少し頑張ったほうがいいのだろうか……。

ふたつの思いが錯綜しましたが、3日目のお昼頃になると、どうにもこうにも我慢できなくなり、硬膜外麻酔を外してもらいました。

麻酔を外すと同時に、皮膚を切ったところのひどい痛みに襲われましたが、こればかりは我慢するしかありませんでした。

結局、私は退院するまでの1カ月間、痛みをこらえ続けていました。何度受けても痛みだけは慣れません。少しずつ時間が経つことで解決してくれるという日にち薬も、この痛みには効かないのです。

それでもなんとか頑張り抜けたのは、同室のみなさんが代わる代わるに「太田さん、頑張って」「痛いときは私たちのことなんか気にしないで大きな声を出しちゃいなさいよ」などと励ましてくれたおかげです。

仲間って本当にありがたいな。リムズ徳島クリニックや横浜市立大学附属病院など入院するたびにしみじみ実感しています。

このときの横市大病院の仲間とも、お互い退院してからも年に何回か会っていて、「横浜中華街に行ってみようよ」「横浜駅の近くで美味しい店を見つけたんだけど」などなどワイワイと楽しくやっています。

愛媛のけいこさんからのメール

仲間といえば、2回目の皮膚切除手術のため横市大病院に入院中、こんなこともありました。

ある日のこと、愛媛のけいこさんからメールが入りました。

「明日、何してるの？　外泊する予定ある？」

久しぶりのメールで、けいこさんは、いきなり突飛なことを尋ねてきました。私はさっそく、

「何してるって、ベッドで横になってるけど。まだ痛くて痛くて外泊なんてとても無理だよ」

と、返信しました。

手術後まだ1週間しか経っていません。けいこさんも、私がついこの前、皮膚の切除手術をしたのは知っているはずです。

「そりゃ、そうだろうね」

という感じで私はけいこさんとのメールのやりとりを終えました。

次の日の朝8時くらいのことです。

私がいる病室に看護師さんがやってきました。

「太田さん、面会の人が来てますよ。今は時間外だけど、面談室で会うなら大丈夫だから」

こんな朝早くに誰が来たのだろう……。家族に何かあったのだろうか。

不安を覚えつつ、私は車椅子でエレベーターホールに向かいました。

ほどなくエレベーターが、私が入院している7階に到着しました。扉が開くと、愛媛弁のなつかしい声で、

「双美子、来たで～」

「けいこさん‼」

けいこさんは愛媛から夜通し車を飛ばして横浜までご主人と駆けつけてくれたのです。

「だって心配だったから」

私はうれしさでたちまち涙があふれて言葉が出てきませんでした。

けいこさんのさりげなく、それでいて奥深い気遣いに触れて、ますます泣けてくるのでした。


結局、けいこさんとは7階の面談室で2時間くらいおしゃべりしました。その間、けいこさんは、私の今の状態についてはあれこれ訊かず、二人で他愛のない話ばかりしていました。そして最後にポツリとひと言。

「双美子の顔を見ることができて安心したよ」

感極まった私が涙声で、「わざわざ、遠くから来てくれてありがとうね」と言うと、けいこさんもにっこり微笑みました。

こうしてけいこさんとは今なお親友といえる深い心のつながりが続いています。

私が病気を乗り越えられたのはけいこさんのおかげもかなり大きいといっても過言では

ありません。

その後の皮膚切除手術も乗り切る

よき仲間たちに後押しされて、私は2回目の皮膚切除手術を乗り切ることができましたが、退院するとき、主治医の前川先生から言われました。

「これで終わりじゃありませんからね」

わあ、またか……。最初の手術が終わったときも「これで終わりじゃない」と言われたっけ。いったいこの言葉を何度聞けば終わりがくるのだろう……。

思わず落ち込みそうになりましたが、先生方や看護師さん、セラピストさんなどの医療関係者のみなさんや、多くの仲間たちに支えられてここまでくることができたのだ、ここで前を向くことをやめたらみなさんに申し訳ない……と思い直しました。

前川先生の「これで終わりじゃない」という言葉どおり、皮膚が膝のほうに垂れ下がってきて、弾性ストッキングを穿くために、20～30センチ皮膚を切除するといったことが何度かありました。

もちろん、そのたびに入院です。当然のように痛みもありました。

2回の手術と抜糸の半端でない痛みを経験していても、慣れることはありませんが、3回目以降の痛みはなんとか平静に受け止めることができました。

リンパ管静脈の吻合手術を受ける

日常的には吻合《ふんごう》という言葉は聞き慣れないですが、辞書で調べたみたところ、国語的には物事がしっくり合うこと、一致することを意味し、「お互いの考えが吻合する」といったように使うようです。これが医学用語となると、外科的手技のひとつで血管や神経をつなぐことを意味します。

私はこの吻合手術も受けています。2015年7月のことです。正確にはリンパ管静脈吻合術という手術です。

すでにお話ししたように私の場合、腫れ上がった皮膚の切除手術を何度も受けています。そのためにリンパ管の中を流れるリンパ液が停滞してしまい、うまくに静脈に合流することができなくなっているそうです。

そうなると、リンパ管内の圧力はさらに高まり、浮腫がますます悪化してしまうとのこと。こうした悪循環を和らげるために行われるのが吻合手術だそうです。


この手術がじつに難しい手術とのことで、手掛ける先生はそう多くないそうです。その中で最も信頼のできる一人と評されているのが、当時、横浜市立大学附属病院にいらした前川二郎先生なのです。

看護師さんからそう聞いていた私は、安心してこの手術を受けることができました。それに、この手術は患者の私にとってはあまり負担のないものでした。全身麻酔で行われ、5カ所を各2センチほど切りましたが、麻酔が切れた後も痛みを感じることはありませんでした。

でも、気持ちの部分では、自分でも気がつかないうちにそれなりのストレスを受けていたのでしょう。私は、この手術の直後に帯状疱疹を発症させてしまいました。

帯状疱疹を発症

リンパ管静脈の吻合手術を終えて退院する間際のことです。どうも身体がチクチクするのです。そこで私は当日担当の先生に言いました。

「先生、身体がどこかおかしいみたいですけど」

「それは手術をした後だからでしょう。よくあることですよ」

平然と言う先生に従うしかなく、私はそのまま退院しました。

でも、退院して2～3日経っても、身体のおかしな感じは治まりません。いや、むしろひどくなっている感じです。身体をチェックしてみたら、お尻と右足の付け根に汗疹《あせも》のような湿疹ができています。

そして、ついに激痛が始まりました。

これは明らかに変だ。そう確信した私はすぐに病院に電話しました。

「身体にブツブツができて、痛くてしかたないのですけど」

このひと言で病院側は「えー!?」となりました。

「入院の準備をしてすぐに来てください」

病院に行ったところ、あっさり帯状疱疹と診断されました。

帯状疱疹は、ヘルペスウイルスの一種である水痘帯状疱疹ウイルスによって発症する病気だそうです。最初は皮膚にピリピリと刺すような痛みがあらわれ、時間が経つにつれて赤い斑点や水ぶくれが皮膚に出現するとのこと。まさに私はこのとおりでした。

また、水痘帯状疱疹ウイルスに初めて感染したときには、水疱瘡として発症するそうです。それが治まった後もウイルスは体内に隠れて棲み続け、年を取ったり、ストレスや疲れから免疫機能が低下したりしたときなどに再び活性化し、帯状疱疹として発症するとのことです。

結局、即入院となり、1週間ほど治療を受けました。短い期間にさまざま手術が重なったことのストレスで帯状疱疹を発症させたようです。

幸いなことにこのとき以降は帯状疱疹にかかったことはありません。

蜂窩織炎に悩まされる

第2章でも少しふれたようにリンパ浮腫を発症させて以来、頻繁に悩まされているのが蜂窩織炎です。

繰り返しになりますが、蜂窩織炎とは、皮膚に付いた傷の部分から細菌が入り込み、皮膚や脂肪組織などに炎症を引き起こすものです。

足のふくらはぎや二の腕などで起こりやすく、炎症が起こった部分は赤く腫れ上がり、症状が進むにつれて多くの場合、発熱や悪寒、倦怠感などがあらわれます。敗血症に移行するケースもあり、そうなると生命に関わってくるとか。

蜂窩織炎は誰もがかかる可能性のある疾患ですが、とくにリンパ浮腫を発症している人は罹患しやすいといわれています。

その理由として、リンパ節やリンパ管を傷つけると免疫力が低下して、傷口などから細菌に感染しやすくなるからだそうです。

最初に蜂窩織炎になったのは、子宮頸がんの手術をして間もない頃のことでした。急に発熱したので、どうしたのかなと思って近所の病院に行ったら蜂窩織炎でした。そのときは抗生物質などを処方してもらい、1週間くらい飲み続けたら治りました。

このときは比較的すんなり治りましたが、それ以降もよく起こすし、そのたびに症状も重たくなっていきました。

じつはひきこもり生活中にも蜂窩織炎をしょっちゅう起こしていました。熱が出るなど前に起こしたときと同じ症状だったので、病院で診てもらわなくても蜂窩織炎だとすぐにわかりました。この時期は外に出る気がなかったので、手持ちの解熱剤などを飲んでなんとかしのいでいました。

私なりの蜂窩織炎への対処法

蜂窩織炎はどんなに注意していてもかかってしまうのが悩ましいところです。

蚊に刺されただけでなることもあるので、注意のしようがありません。私自身、いちばん多いのが土いじりをしたときです。

爪先に付いた泥と一緒に細菌が入り込んでしまうのでしょうか。皮膚のカサカサしているところから入り込んでくることもあるようです。ちょっと無理したかもしれない、疲れたなと思ったときにかかってしまうこともあります。

今では、発症を防ぐことはできないものの、予兆みたいなものを感じ取ることはできるようになりました。

どんな予兆があるかというと……。

発症する3～4時間前に節々が痛くなったり、身体全体がだるくなったりするのです。

それはリムズ徳島クリニックに入院しているときも同様で、予兆を感じたら保冷枕や薬、飲み物などを用意してベッドでそのときを待ちます。

自宅にいるときだと、予兆があったら横浜市立大学附属病院に電話します。すると、先方もわかってくれていて、「すぐに来てください」と事が円滑に運びます。

それに加えて蜂窩織炎以外でも何かあったらすぐ入院できるように、入院用の荷物をバッグに入れておくなどの準備はつねにしています。

蜂窩織炎で入院した場合、一般的には1週間から10日で退院できるそうですが、私の場合は「太田さんは帰るとすぐぶり返すからゆっくりしていくように」と言われています。たいていの場合は最低でも2週間はかかります。いつの頃からか、そういうものなのだと半分諦めてジタバタしないようになりました。入院中は、点滴を1日3回受けて、抗生剤と痛み止めを飲んで一日中ひたすら安静にしています。

これはあくまでも自分の感覚ですが、蜂窩織炎にも「病は気から」の部分があるように思います。

あまりに気にしすぎて、ちょっと疲れているだけなのに、蜂窩織炎になってしまったら大変だから横になっておこうなどとビクビクしていると本当にかかってしまうのです。

逆に、「来るならこい！」と開き直っているときはならなかったりするのです。

でも、こんな現象は〝たまたま〟かもしれません。科学的根拠はありません。当然、人様におすすめできる対応策ではありませんが、私の場合、必要以上に気にすると何もできなくなってしまうので過敏にはならないようにしています。かといってあまりに無防備にはならないように心がけています。

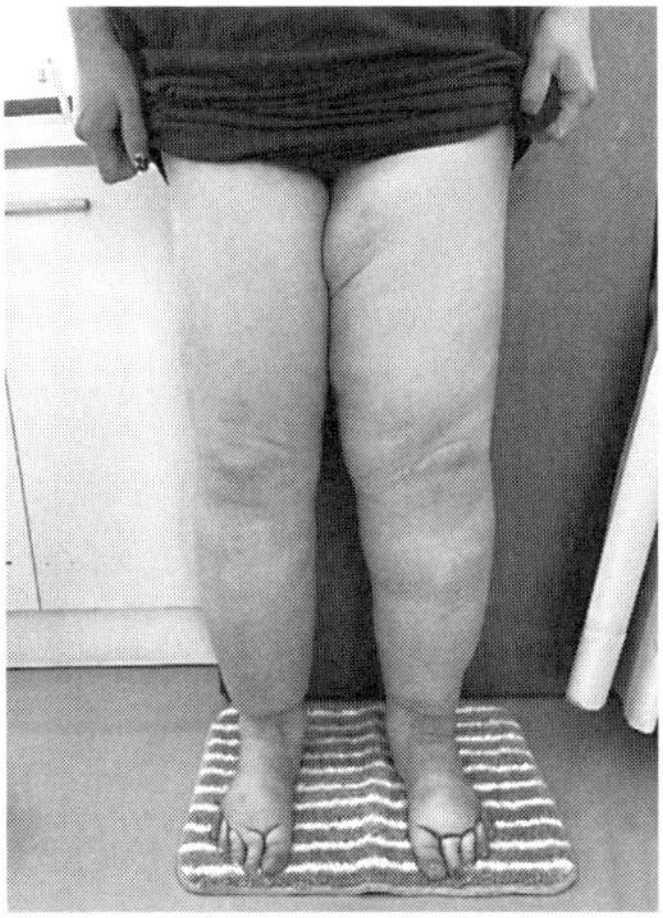
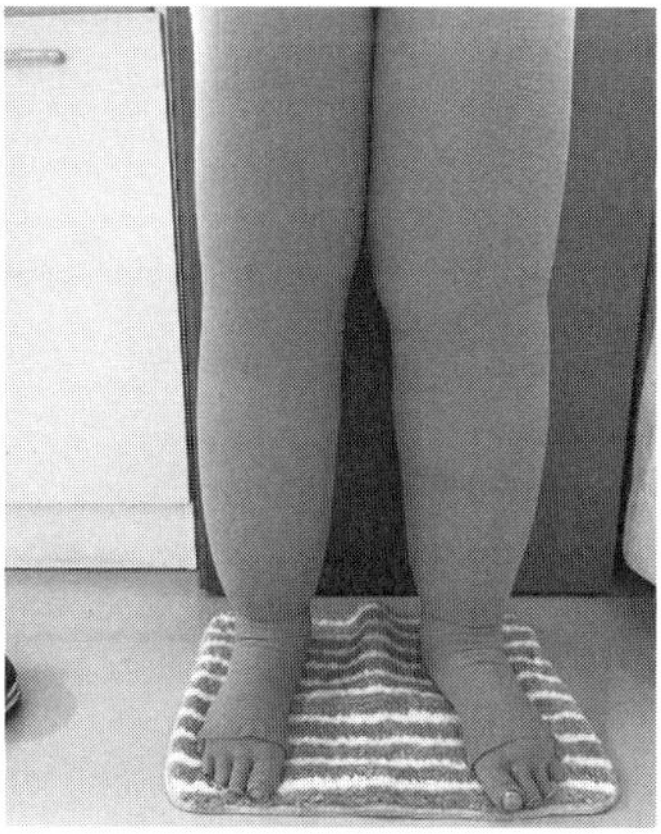

弾性ストッキングを着用した最近の脚の状態（2023年10月）

下肢静脈瘤の手術

下肢の静脈瘤は、足の血管（静脈）の中にある弁の機能が低下して、血液の流れが滞って、静脈が瘤のようにふくらむ病気です。

私はその下肢静脈瘤の手術も何度となく受けています。リムズ徳島クリニックでも受けているし、横浜市立大学附属病院では2回目の皮膚切除手術の際にも受けているし、地元の他の病院でも受けています。

足がむくんだり、だるかったりという症状がありますが、私の場合は、リンパ浮腫によるむくみやしんどさでさんざんの思いをしているので、静脈瘤のしんどさというのは自覚できていませんでした。

ただ、前川先生によると、稀に皮膚が破れる潰瘍ができて重症化することもあり、手術しておいたほうがいいとのことでしたので、先生のアドバイスに従って何度かの手術を受けているというわけです。令和時代になってからも手術を受けています。

手術自体は1時間くらいで、終わったら歩いて帰ることができます。

私の場合、いろいろありすぎたので、静脈瘤を軽視しているわけではありませんが、こちらについてはあまり気にせず、先生が「手術して取っておきましょう」とおっしゃるのなら、素直に受け入れるようにしています。

第7章

リンパ浮腫を乗り越えて

リムズ徳島クリニックへの入院を続ける理由

47歳のときに介護タクシーで横浜から徳島まで運ばれて以来、私は毎年、リムズ徳島クリニックでの入院を続けています。入院期間は1回につき約1カ月。それを年2回続けています。

回数でいうと、すでに18回（2023年11月現在）になっています。最初の2回は計7カ月お世話になりましたから、トータルでは27カ月以上の入院生活を送っていることになります。指折り数えてみると、我ながらビックリの年月です。

リンパ浮腫の完治は難しいですが、しっかりとセルフケアを行うことで、ほとんど不自由のない生活を送れるようになります。私の場合、いつの間にかケアをする習慣も身についてきましたが、相変わらず通い続けています。それはなぜなのでしょうか。

もちろん、私が無理に押しかけているわけではなく、小川院長が「治療を継続する必要がある」と判断されているからなのですが、私なりにも入院治療を続けたい理由がいくつかあります。

いちばん大きな理由は、毎日1時間みっちりリンパドレナージを行ってもらえることです。たった1日やってリンパの流れをよくしてもらうだけでも、足の柔らかさがぜんぜん違ってきます。それが1カ月続くのですから、足のためにどれだけいいことか……。

加えて、リンパドレナージが終わると、弾性ストッキングを穿き、その上から弾性包帯を巻いてもらうのですが、専門のセラピストさんの巻き方はやはり違います。

自分でも10年近く巻き続け、それなりに要領もわかってきたつもりですが、プロの技を目の当たりにすると、自分で巻くのとは技術的に天と地以上の開きがあることを自覚せざるを得ません。

自宅ではどんなケアをしているのか

リムズ徳島クリニックで鍛えられたおかげで今、私はリンパ浮腫にしっかり向き合っていると自信を持って言えます。

リンパ浮腫の治療においてセルフケアがいかに大事であるかも、今や私の心と身体にしっかりと染み込んでいます。
今、私が主に行っている圧迫療法は、弾性ストッキングを穿いた上からビフレックスという伸張性の高い弾性包帯を巻く方法です。弾性ストッキングだけでも十分なのかもしれませんが、私の場合、腫れやすい体質ということもあって、念には念を入れてケアしています。

この圧迫法に辿り着いたのは今から5年ほど前のことです。リムズ徳島クリニックの小川院長やセラピストの皆さん、佐藤佳代子先生にもいろいろと意見を聞いて、それらを総合して、「自分にはこの方法が合いそうだ」と試行錯誤をしながら日々調整しています。

医療用のストッキングは、一般的な柔らかい衣料品とはまったく別の素材でできています。とくに夏場などは暑くてたまりません。
それでも私は朝起きると同時にすぐに穿くようにしています。少しでも暑さを避けようと部屋中、冷房をキンキンに効かせ、扇風機もフル回転させながらやっとこ着用した後、さらに弾性包帯を巻いていきます。

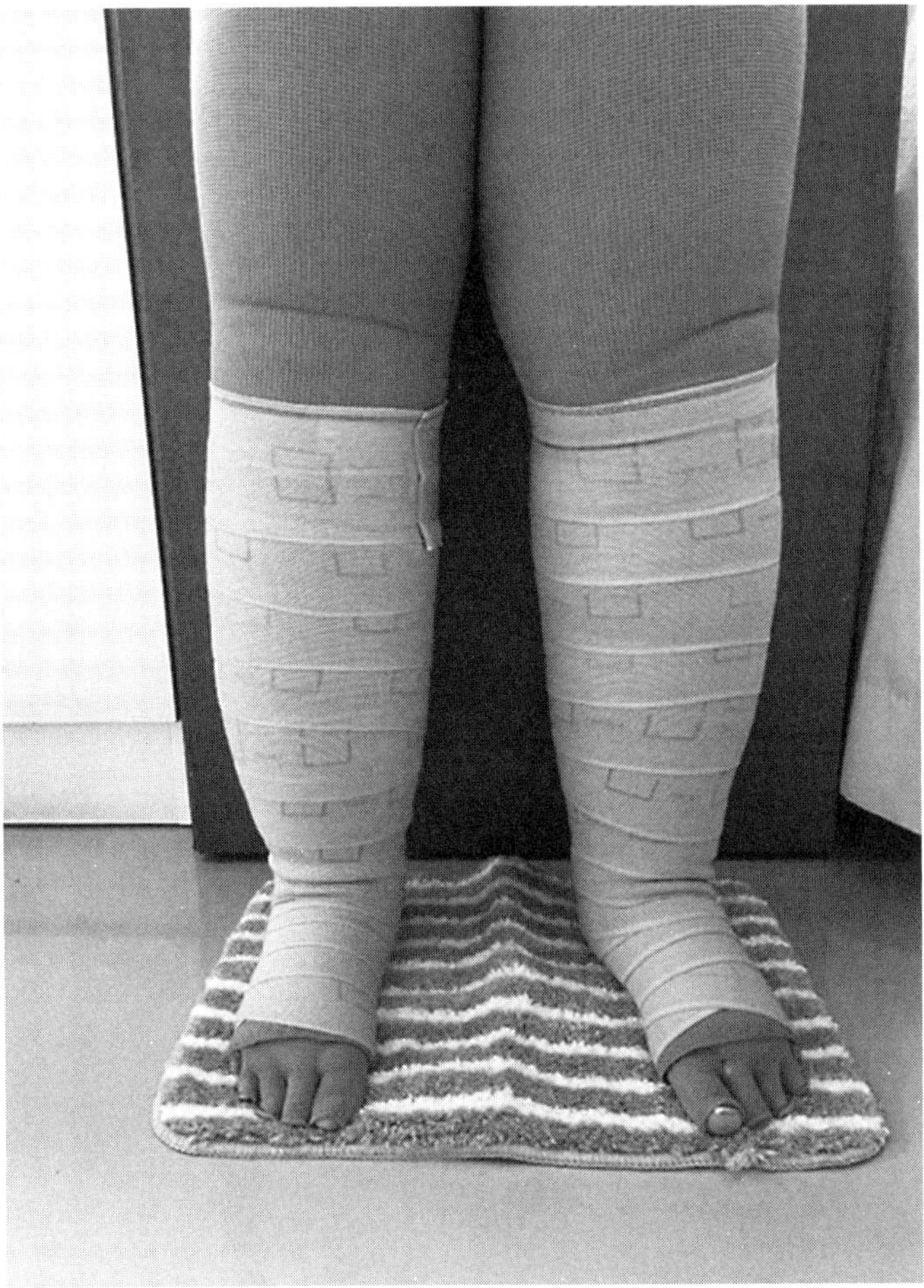

「弾性ストッキング＋弾性包帯の併用」など自分なりの試行錯誤が続く

そんな苦労をしながらも、毎日圧迫療法を欠かさずに過ごしているのには理由があります。

もちろん、穿かないでいると足がボテッと膨らんできてしまうというのもありますが、理由はそれだけではありません。

素足は言ってみれば私にとって〝禁断の快楽〟なのです。

何ものにも束縛されない素足は、最高の開放感を発症前の私に与えてくれていました。この期に及んで、こんな〝素足の快感〟を束の間でも味わったら、私は間違いなくその心地よさを優先し、ケアをやめてしまうでしょう。

だからこそ無理をしてでも、夏に暑い思いをしてでも、私はお風呂から出ると速攻で弾性ストッキングを穿き、弾性包帯を巻くのです。

みなさんのおかげで、私はここまで良くしてもらうことができました。自己管理の甘さでみなさんの努力を無駄にするわけにはいかないのです。

包帯の圧の調節で気をつけていること

5年間のひきこもりという最悪の状態のときと比べれば、私の足はずいぶんと細くなりました。かといってリンパ浮腫が消えたわけではありません。健常な方の足と比べれば、まだまだ太い足が目の前にあります。

「では、もっと細くなりたいですか？」と尋ねられたら……。

たしかに細くはなりたいけど、限界があることは私もよくわかっています。弾性ストッキングや包帯をきつく巻けばいいというものではありません。

リムズ徳島クリニックに入院して明らかな効果が見え始めた頃は、細くなりたい一心でがむしゃらにきつく巻いてみたこともあります。でも、皮膚を傷めてしまい、かえってリンパ浮腫を悪化させてしまいました。

そんなとき、小川院長やセラピストさんから「もう少し気持ちに余裕を持って」と口を酸っぱくして言われたおかげで、私のほうも、強く力を込めるのはかえって逆効果のこともあるのだろうな、などといろいろと見えてきました。

以降、心に余裕を持つことができているかどうかは自分ではわかりませんが、少なくとも切羽詰まることのないように心がけているつもりです。

どんな運動をしているのか

運動療法も日常生活の中に取り入れています。

弾性ストッキングを穿いたり、弾性包帯を巻いたりしたままの状態で適切な運動をすることで、筋肉がポンプ的な役割を果たしてくれてリンパ液の流れが促されるそうです。私のように足にむくみがある人の運動としては足の屈伸運動や足踏み運動などがよいとされています。

私が日常的に行っているのはウォーキング（散歩）です。毎日3～4キロの距離を歩いています。リムズ徳島クリニックでの初入院を終えて以来の習慣です。

始めたばかりの頃は1時間以上かかっていましたが、徐々に体力も戻ってきたのでしょうか、そのうち1時間を少し切るようになりました。でも、スピードはあまり意識せず、無理のないようにしています。

残念ながら、コロナ騒動が起きてからは、感染したら大変なので、ウォーキングも自粛することが多くなっていましたが、やっと終息したかに見える今日この頃、毎日、娘と一緒に1～3時間ほどの散歩をしています。

「入院食」という名のトレーニング

リムズ徳島クリニックでの食事は、とてもシンプルです。1日1600kcal、塩分6gを目指しています。正直なところ最初のうちは、この減塩食になかなか馴染めませんでした。

でも、いつの間にか、私たちリンパ浮腫の入院患者にはこれが適量なのだと実感しました。

リンパ浮腫を悪化させる要因のひとつは太ることです。当然、食べすぎはもちろんのこ

ある日の食事メニュー

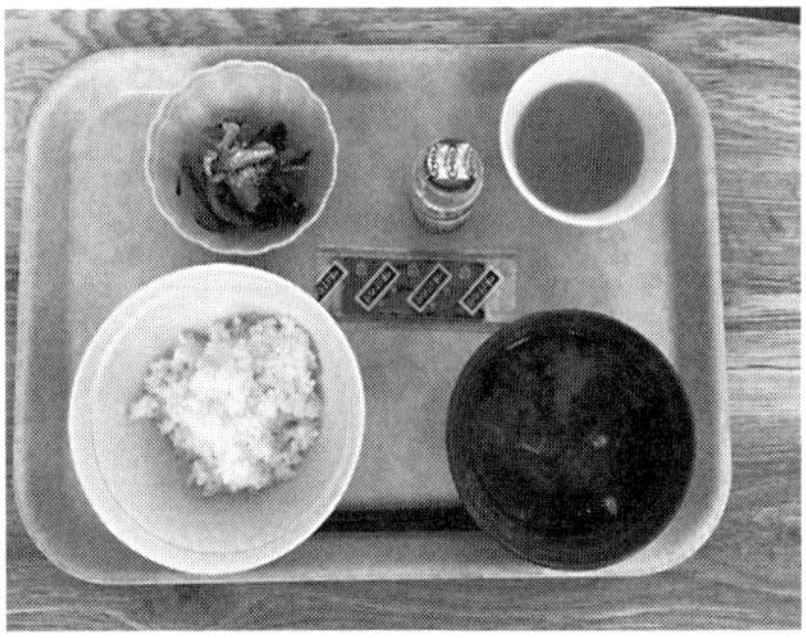

朝食

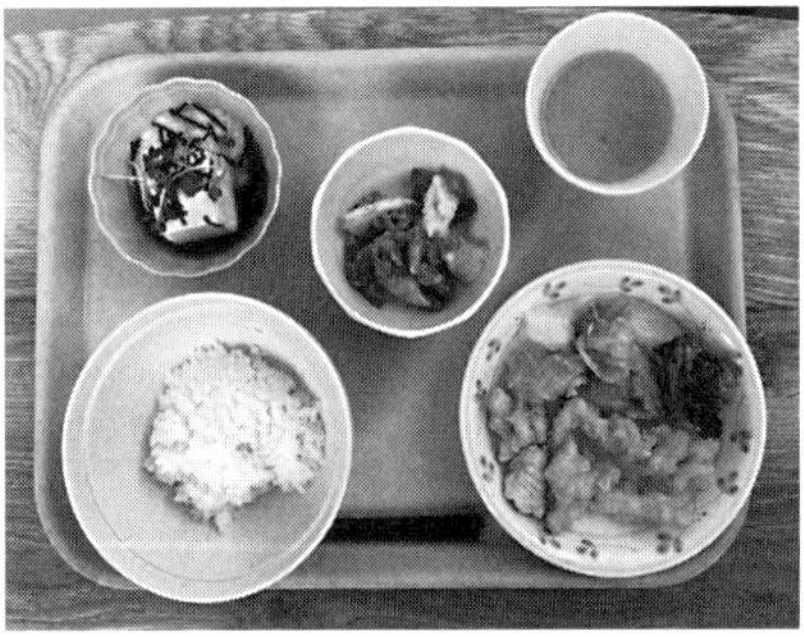

昼食

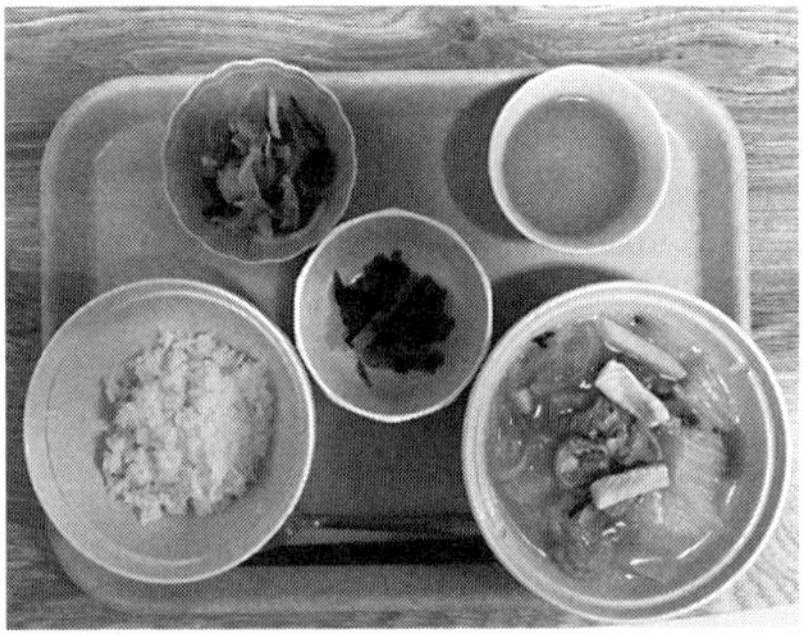

夕食

と、炭水化物や脂肪の摂取過多にも十分に気をつけなければなりません。

その意味で、リムズ徳島クリニックの病院食は、私たちリンパ浮腫の入院患者にとって大正解なのでしょう。

食生活で気をつけていること

日常の食生活でいちばん気をつけているのは塩分の摂りすぎです。もともと、漬物など塩分の多い、いわゆる濃い味が好きなので、油断するとそういう物をつい多めに食べてしまいます。塩分過多はむくみを呼ぶそうなので、極力気をつけています。

炭水化物についても参考にしているのは、リムズ徳島クリニックで出されるごはんの量です。最初の頃は150グラムくらいありましたが、その後徐々に減って今は100グラム程度です。100グラムのごはんというと、お茶碗で半分ちょいです。

見た目はかなり少ないですけど、ほんの少量ずつゆっくり、よく噛んで食べると、けっこうお腹がいっぱいになるのです。

頭で考えると、「お茶碗に半分のごはんで満腹なんて無理に決まっている」となりますが、実際に食べてみると、食べ方ひとつで「案外できるものなのだな」という実感がありました。これもリムズ徳島クリニックで教えられたことのひとつです。

野菜も多く摂るようにしています。厚生労働省では一日に350グラム以上摂ることを推奨していますが、それくらいは摂っていると思います。

とくに多く摂るようにしているのはカリウムや食物繊維が多く含まれているほうれん草やレタス、キノコ類です。

カリウムには体内の塩分を吸収して尿として排出する作用があり、キノコ類などの食物繊維は、余分な塩分を吸着し、便として排出します。

たまねぎもよく食べます。食べ方としてはオニオンスライスが大好きです。ポン酢をかけていただけば、よけいな塩分を摂らなくて済みます。

かといって私は食生活の優等生ではありません。つい自分の好みを優先させて、気がつけば濃い味のものを多く摂っていた、といったこともありがちです。

私にとって肥満の大敵は、1にごはんの食べすぎなら、2はスーパーでの買い物です。スーパーに行くのは月に1～2回程度。行く回数が少ないぶん、出向いた際にはついいろいろと多めに買ってしまいます。空腹時に行こうものなら、購入量はよけいに増えてしまいます。

こんなことを繰り返していたら、そう遠くない将来、また元に戻ってしまう……。そこで私は一計を案じました。

スーパーに行くことをさらに減らしたのです。

では、買い物をどうしているのかといえば、ネットスーパーを利用するようにしたのです。

実店舗だと、ついポンポンとよけいなものまで買ってしまうし、レジに行くまでいくらかはわかりません。量的にも金銭的にも「しまった！　こんなに買っちゃったんだ」と、後悔することがしばしばでした。

ところが、ネットスーパーでは1品をカートに入れるごとに金額が表示されます。何を買ったかもすぐにわかる。ですから無駄な買い物をしないで済むのです。

これはとても効果的で、ネットスーパーも私にとってありがたい存在です。

水分の摂り方にも工夫が必要

水分の摂り方にも気をつけています。

私は、2年前まで利尿剤を常用していました。利尿剤を飲んで尿量を増やすことで体内の水分を減らしていたのです。体内に余分な水分があると、むくみなどの症状があらわれやすくなってしまうからです。

ただ、利尿剤を飲んでいると、急に体内の水分が減るからでしょう、身体がよけいに水分を欲しがります。

その水分を、リムズ徳島クリニックでお世話になる前はガブ飲みしていました。500ミリリットルのマグカップで一気飲みです。1日の量でいうなら、水かお茶を3リットルくらい飲んでいました。寝る前も平気で飲んでいました。

そうすると夜中に2時間おきに目が覚めて用足しすることになります。その後も枕元に置いてあるマグカップを一気飲みしていました。

リムズ徳島クリニックに入院していても同じようにしていましたが、あるとき、リハビリの先生に言われました。

「一気飲みしても、ダダ漏れするだけですよ。同じ量を飲むにしても、回数を多くして少しずつゆっくり飲まないと」

量はともかく、飲み方に問題があるというのです。

当時は、利尿剤を飲んでいた関係で、1日に2~3リットルは飲まないと脱水症状を起こしかねませんでした。

それ以来、そのアドバイスに従って小分けして飲むようにしています。その飲み方にすっかり慣れ、がぶ飲みすることはなくなりました。

体調面の変化や年齢的に感じること

リンパ浮腫を抱えたままでも、食生活に気を配り、セルフケアを心がけることで、それほど大きな不便は感じずに毎日を過ごすことができています。

かといってすべてが発症前と同じようにできているというわけではありません。体調面での変化や年齢的なことも関係しているのでしょうね。とくに足が疲れやすくなったことを痛感しています。

日常生活でできなくなったこと

まず、正座ができなくなりました。地べたに座ることもできなくなりました。

もっとも日常生活でこうした姿勢や動作が必要とされることはあまりないので、不便を感じるほどではありません。

ちょっと不便だなと思うのは、雑巾などを使った床の拭き掃除ができなくなったことです。床の拭き掃除では、中腰の姿勢で屈むか、四つん這いに近い姿勢にならなければなりません。こうした姿勢になろうとすると、どうしても足に体重がかかってしまうので、痛みが走るし、膝をつくと、起き上がるのに相当苦労することになります。

でも、床の拭き掃除は、モップなどを使えば立ち姿勢でもできるので、不便で不便で困っているというわけではありません。

中腰がダメなので、草むしりもしにくいです。こちらも、できなくて不便を感じているわけではありませんが、発症前はけっこうマメに行っていたので、残念な気持ちがあります。こちらはたまに民間のボランティアさんにお願いしています。

このように、できない姿勢などがいろいろとあるので、とくに「歩く」ことに関しては注意を払っています。それは室内のフラットなところを歩くときも同じです。

リンパ浮腫の重みに加えて筋力の低下もあるのでしょう。足がしっかりとは上がらなくなっています。油断していると1～2センチの襖の敷居でつまずくこともよくあります。

ですから室内を歩くときも「ゆっくり」を心がけています。

湯船に浸かれる日々が戻ってきた

それから、リンパ浮腫が発症してしばらくしてから湯船に入ることができなくなりました。

当時はボイラー付きの古い型で高さがあり、またぐことができず、次第に湯船に浸かることができなくなってしまったのです。とくに真冬でもシャワーだけというのは堪《こた》えました。それはリンパ浮腫がだいぶ小さくなったことと風呂釜の故障で浴槽を低いタイプにリフォームしたことで、今はゆっくりと湯船に浸かる日々を送っています。

おかげさまで、冬の入浴でも寒い思いはしなくなりました。

おわりに★明日からのこと

明日なんてないと思っていた私に、キラキラと輝く明日が戻ってきました。

そんな素敵なプレゼントをしてくれたのは、リムズ徳島クリニックの小川院長をはじめ、看護師さんであリセラピストさんであり、いつも親身になって相談に乗っていただいている佐藤佳代子先生であり、私のリンパ浮腫に関わってくれたすべての医療関係者であり、お互いリンパ浮腫だからこそ知り合えた患者仲間たちです。

みなさんに、改めてお礼を言いたいと思います。


私の好きな言葉のひとつに次のようなものがあります。

「人間は一生のうちに逢うべき人には必ず逢える。しかも、一瞬早すぎず、一瞬遅すぎない時に」

今になってみると、私がリンパ浮腫を放置し、ひきこもってしまった5年という歳月は、先に挙げた命の恩人ともいうべきみなさんに出逢うために必要な時間だったのではないかと考えています。

後ろ向きに生きざるを得なかった時間が長かったぶん、これからの人生はしっかり前を向いていきたいと考えています。

その意味でも、私の大失敗も含めた体験を発信することで、少しでも今、リンパ浮腫と向き合っている方や、そのご家族のお役に立てましたら嬉しく思います。

ここまでおつきあいいただき、ありがとうございました。

末筆になりましたが、本書の制作にあたり、出版を快諾してくださった青海社の工藤良治社長、編集にたずさわってくださった寺口雅彦さん、構成にご協力くださった斉藤弘子さん、監修してくださった小川佳宏先生、佐藤佳代子先生に心より御礼申し上げます。

そして、このたびのクラウドファンディングを通じて、リンパ浮腫治療の大切さを共有していただき、応援してくださった皆様方にも深く感謝いたします。

いつもかたわらで見守ってくれている母、どんなときにも自然に接してくれる娘・愛依美、二人の弟、亡き父に深く感謝をこめて――。

二〇二四年三月

太田双美子

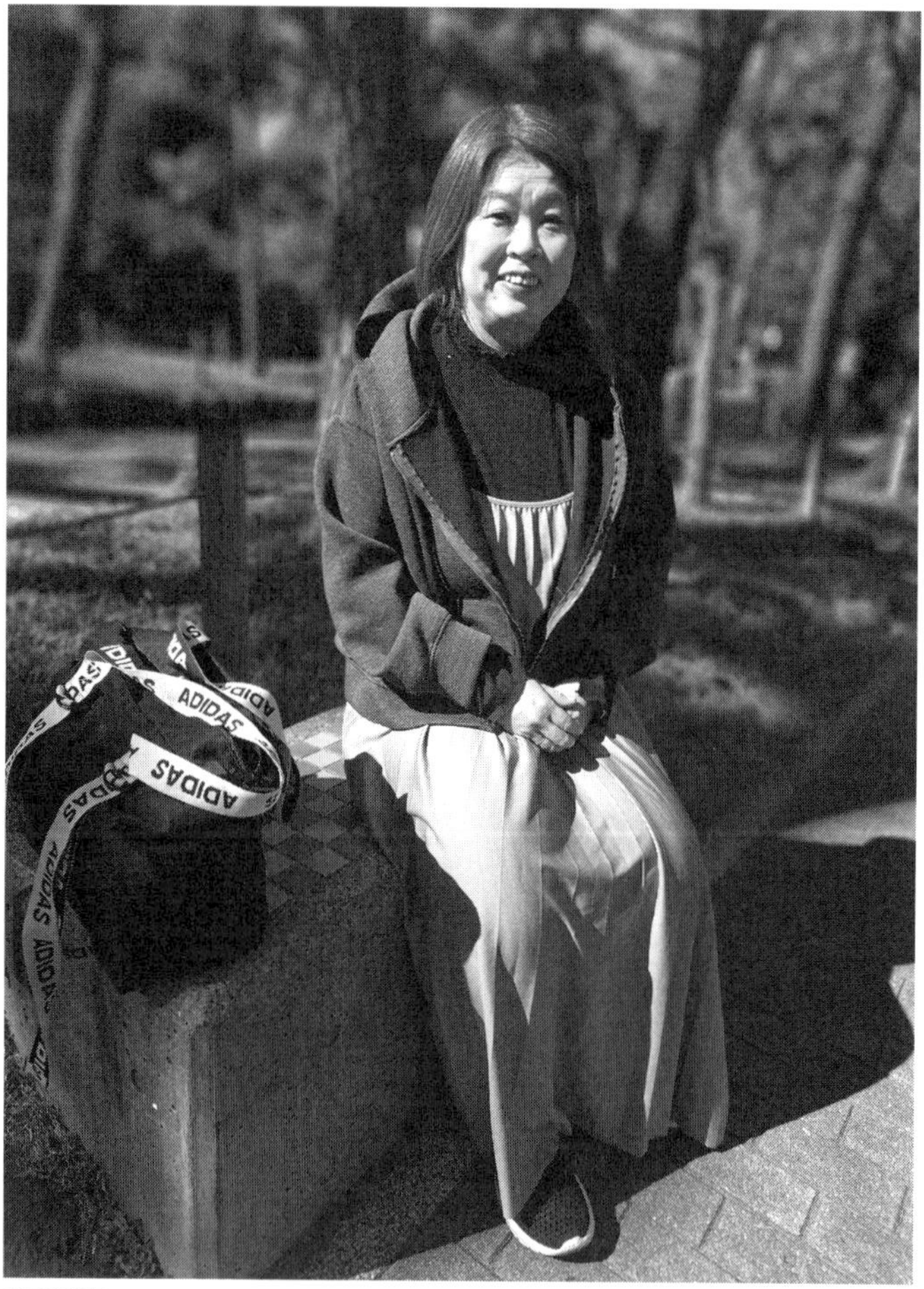

著者近影

今を大切に生きる

◉関係者より太田双美子さんへ

太田双美子さんのこと

小川佳宏（医療法人 リムズ徳島クリニック院長）

私が初めて太田さんの病状を知ったのは、以前からお話しする機会があった形成外科医師からの相談でした。

「横浜に太ももが1m以上ある重症なリンパ浮腫の患者さんがいて、手術はリスクが高いためそちらで治療できないか？」というお話でした。

当時は私が開業して13年が経過する頃でしたが、それまでに全国から腕や脚の重症リンパ浮腫患者さんが入院され治療していましたので、「リンパ浮腫はいくら重症でも入院で圧迫療法できれば改善できる」という治療経験がありました。

そこで「当方は治療できますが、重症ですので長期入院が必要です。とにかくどうにかして徳島まで来ていただければ……」とお答えしたかと思います。

ただその時点では、むくんだ脚の写真もなく症状を想像するだけでした。当時入院予定患者が多く調整に時間がかかったことや、徳島までの移動手段を確保するのが難しく、来院できたのは最初の電話から5か月後でした。

実際に本人が来院され驚いたのは、新幹線や飛行機に乗れないので、ストレッチャーが使用できる寝台車で来院したことでした。

また実際にクリニック内で診察を始めようとしたときには、脚が重すぎて自分の力で診察ベッドの上に脚を上げることができず、何人かで持ち上げるほどでした。太さ以上に関節部分での変形も強く、むくんだ部分を押し分けないと足首や膝も確認できませんでした。ただ、徳島に来るまで十分な治療を受けられなかっただけで、全身状態を確認しながら圧迫すれば改善できると確信できましたので、「大丈夫ですよ。圧迫して治療できれば飛行機で帰れますよ」と声をかけて入院治療を開始しました。

以上のような経緯で、太田さんは片田舎の徳島で治療を始めることになりました。

太田さんを長年悩ませたリンパ浮腫ですが、がんの手術後に発症する可能性があります。2016年以降は保険診療で複合的治療を受けることができ、軽症のうちに診断を受けて治療を開始できれば、軽症のまま維持することも可能です。

ただ、太田さんが発症した当時は、リンパ浮腫の治療環境が不十分で、重症化すれば治療できる医療機関が限定されていました。

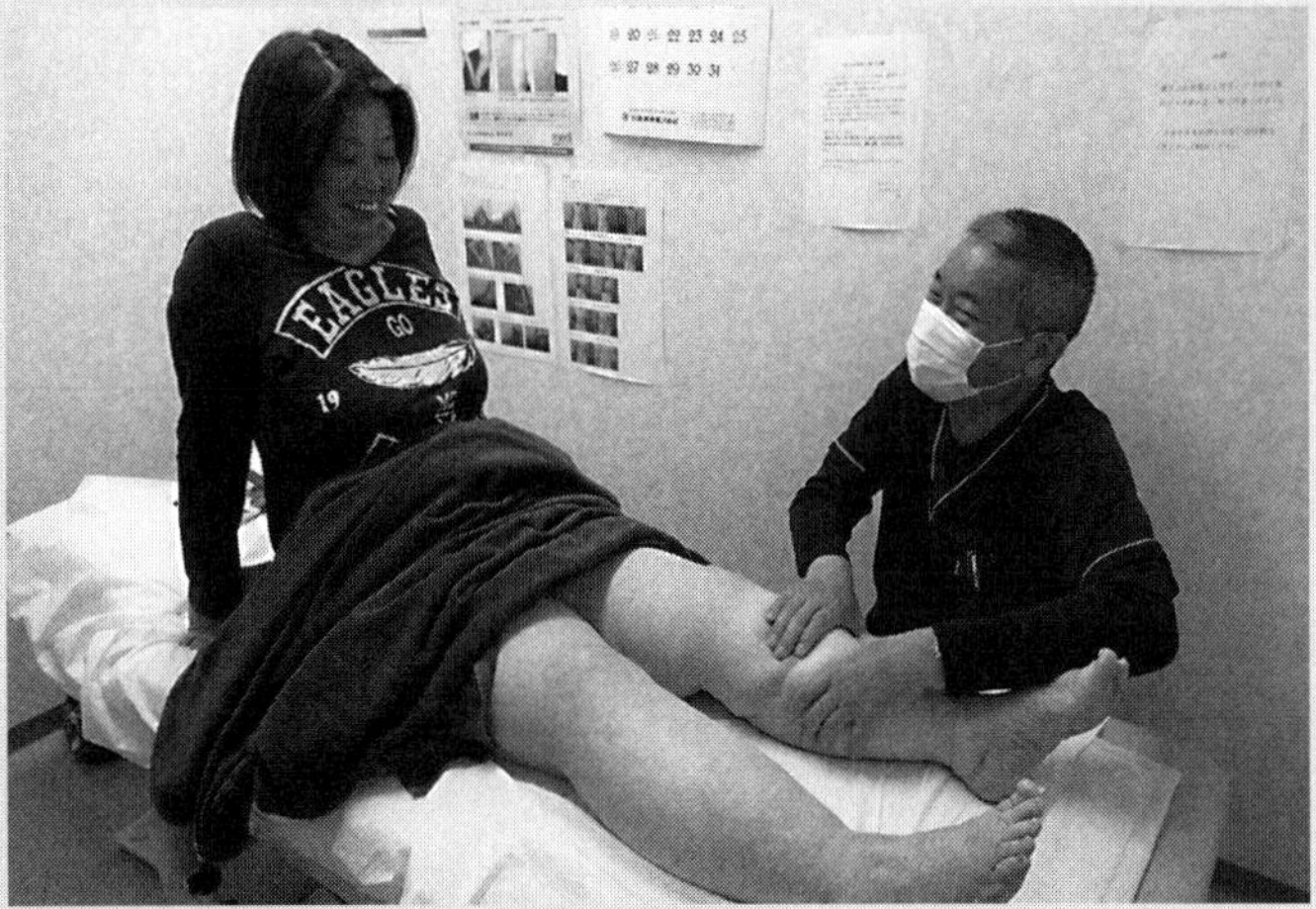

診察の際、状態に耳を傾ける小川院長

では、重症のリンパ浮腫にならないためにはどうすればよいのでしょうか？

このたび太田さんが、リンパ浮腫が悪化して寝たきり状態まで重症化してしまったご自分の経験をまとめ出版されることとなりました。

この本では、「リンパ浮腫が重症化しても治療方法がある」ことだけではなく、「リンパ浮腫を悪化させないために」どうすればよかったのかも伝えていただいています。

ぜひ、リンパ浮腫に悩む方に読んでいただきたいと思います。

太田さんの大切な一冊

佐藤佳代子（さとうリンパ浮腫研究所代表）

太田さん、これまでの日々を書き綴ってくださり本当にありがとうございます。悩んでいる方たちのためにと想いを込めて、勇気をもって取り組まれてきた太田さんの姿が思い出されます。

わたしが太田さんに初めてお会いしたのは、２０１４年の春でしたね。リンパ浮腫に関する勉強会に参加してくださって、そのときに、ぜひいつか太田さんのご経験の本を綴ってくださいとお話ししたことを覚えています。そして時を経て、こうして温かいご縁が結ばれて、太田さんのご友人の皆様の後押しもあり、今ここに、貴重なご本が生み出されたことを心から嬉しく思います。

初めて太田さんと出逢った方は、なんて朗らかで、温かくて、素敵な方なんでしょうという印象をもたれると思います。わたしも太田さんからたくさんの元気パワーをいただいています。ですが、太田さんのこれまでの数々のご苦労を振り返りますと、とても胸が熱くなります。ぜひ本書をがん診療やリンパ浮腫診療を支える医療職をはじめ一般の皆様方にも広く読んでいただき一日でも早く適切な治療とケアが必要とされる方に行き届くことを願っています。

わたしがリンパ浮腫治療と出逢ったのは1995年のことです。翌年、保存的リンパ浮腫治療の先進国であるドイツに渡り、99年に帰国して以来、リンパ浮腫治療の普及、医療職の専門セラピストや指導者の育成や保険適用の実現や拡充に向けてに取り組んでいます。

リンパ浮腫はより早めに気づいて、正しく診断され、適切な治療とケアを受けることで改善させることができます。そして、治療やケア方法は、リンパ浮腫の症状、合併症の状態、お住まいの気候や生活環境、家庭や職場での活動の

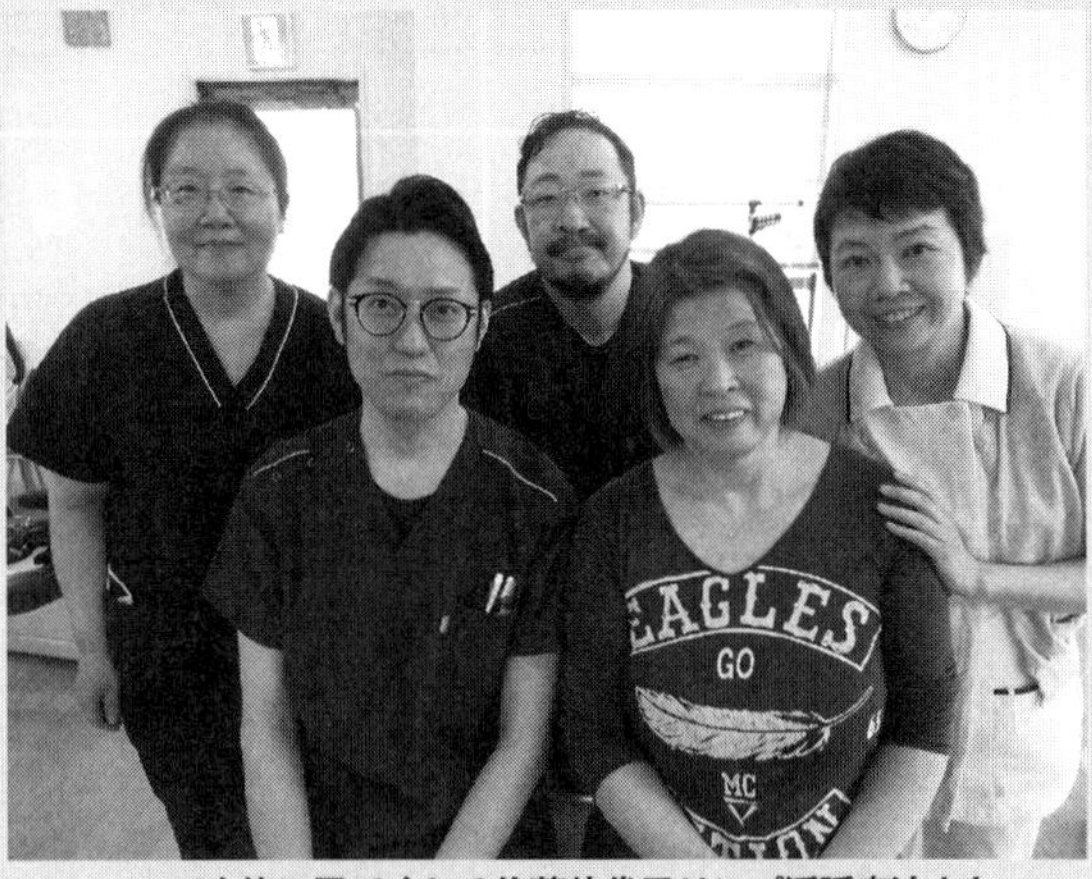

いつでも傍に居てくれる佐藤佳代子リンパ浮腫療法士とリムズ徳島クリニックのスタッフの皆さん（左から高西裕子、森祐介、上田亨の専門セラピスト）

あり方などによっても、柔軟に調整していくことが大切です。

ひとりで頑張らないでも大丈夫。寄り添い合える仲間が傍に居てくれるだけで、新しい一歩を踏み出せる力となります。

わたしもその一員として、お一人おひとりの方の想いを大切に、毎日の暮らしのなかに慈しみと安堵感を感じながら、ごく普通のことや長年の夢を叶えていただけるように、これからも一緒に歩んでまいります。

娘ががんになり、リンパ浮腫を患うということ

太田良子

まさに寝耳に水でした。

娘・双美子が子宮頸がんだとわかったのは彼女が30代前半のときでした。

当時は、今日ほど情報はありませんでしたが、まさか30代前半の娘ががんに侵されているとは夢にも思いませんでした。

ある日の夜中、近所に住む次男がやってきて、すでに寝入っていた私たちは叩き起こされました。

「話がある」

何事かと思って次男を居間に通すと、深刻そうに言いました。

「姉貴にがんが見つかった……」

本人からは言い出せないので、自分が代わりに伝えにきたとのことです。

正直なところ、ショックでした。まさかまさかという思いでした。

私はどちらかといえば、物に動じないタイプですが、このときばかりは心には計り知れないくらい大きな動揺が走りました。

かといって私にできることは見守ることとくらいです。

とにかくしっかり治してほしい。私は毎日を祈るような気持ちですごしました。

祈りが通じたのかどうかはわかりませんが、双美子の子宮頸がん切除手術は無事に終わりました。

しかし、それで一段落とはいきませんでした。

手術から2年ほど経った、家族旅行で箱根に行った帰りの日のことでした。車から降りる際に双美子が「あれっ、足がなんだかおかしい」と言い出したのです。

それが娘とリンパ浮腫の長い長い戦いの始まりでした。

子宮頸がんの手術を受けた病院で診てもらったところ、双美子はあっさりリンパ浮腫と診断されました。

最初のうちは仕事も続けていたし、定期的に病院にも通っていましたが、そのうちに仕事も辞め、病院へもあまり行かなくなったようです。

でも、いくら親だからといって、独立して子供もいる我が子に向かって、「ちゃんと診てもらいなさい」などと口うるさくは言えません。娘が主人に似て精神的に弱いところがあるのはわかっていましたが、黙って見守るしかありませんでした。

やがて娘は、主人とも私とも口をきかなくなり、電話にも出なくなりました。

決定的だったのは太田家の法事の席でのことでした。双美子も書いているように、親戚のみんなが寄ってたかって「なんだその足は」「早く医者に診てもらえば」などと言い出したのです。

心配しているからこそそういう言葉になったわけですが、双美子にしてみれば、「よりによって法事のときになんで私の足のことが話題になるのだろう」という気持ちだったのでしょう。

怒って席を立った双美子は、そのまま自宅に戻り、玄関に鍵をかけてしまいました。

これが6年にわたって続いたひきこもりの始まりです。

……その間、本当に長かったです。口も聞けないし電話にも出ないのですから。私たち両親がやったことといえば、食べ物をドアノブにぶら下げることくらいです。

もちろん、どうにかならないのかしら、なんとかしてやりたいとは思い続けていましたが、娘にその気がないのですから、できることはありませんでした。

何もしていない私たちには、「見守る」という感覚もありませんでした。まさに暗闇の中に居続けた6年間でした。

双美子にとっては地獄そのものの毎日だったでしょうが、私たち家族にとってもそれは同じ、地獄のような日々でした。


その後のことについては、双美子が詳しく書いているので繰り返しませんが、徳島行きが決まったときは心からホッとしました。もうこれ以上悪くならないのだという安心感がありました。

でも、ここまで良くなるなんて思っていませんでした。

双美子はリムズ徳島クリニックで心身ともに生まれ変わったのでしょう。リンパ浮腫になってからは心を閉ざしてしまい、私たち家族ともほとんど口を聞かなくなっていましたが、徳島のクリニックではたくさんの友だちができた様子。きっと、同じ病気を持つ仲間ということで心を開いたのでしょうね。

入院から約半年後、退院するというので羽田まで迎えに行きましたが、正直なところ、かなりびっくりしました。やっとのことで医療タクシーに乗せられ、横浜から徳島に向かった娘が、一般の方同様に普通に飛行機に乗って帰ってこられるとは夢にも思っていませんでした。ここまで良くなっていたとは驚き以外の何物でもありませんでした。

今の双美子はこれまでの人生で、いちばん生き生きと輝いているように思います。見るからに幸せそうだし、私とも自然体で接してくれます。

リンパ浮腫から逃げることなく、しっかり向き合っている姿には、親としてとても頼もしく、また誇りにも思います。その姿勢をこれからも続けてほしい……。これが親としての唯一の、そして最大の願いです。

我が親友・太田双美子さんのこと

片岡けいこ

　今から10年以上前のことになりますが、子宮頸がんが見つかりました。転移もありましたが、幸いなことに手術ですべて取り切ることができました。

　しかし、残念ながらそれで一件落着とはいきませんでした。抗がん剤治療中にリンパ浮腫が発症してしまったのです。気がついたときには、足の色が赤紫色になっていて、足の甲まで腫れ上がり、ふつうに靴を履ける状態ではありませんでした。

　手術を受けた愛媛のがんセンターに通い、そこでマッサージを受けていたのですが、いっこうに良くなりません。

　そんなとき、がんセンターの看護師さんが「片岡さんは集中して治療を受けたほうがいいかもしれないね」と言い、「徳島にリムズクリニックというところがあって……」と教えてくれたのです。その看護師さんはリムズクリニックに勉強しに行った経験もあるとのことでした。

結局、私は徳島リムズクリニックに1カ月ほど入院することになりました。

太田双美子さんは私の入院中にやってきました。「すごい浮腫の人が来る」と病院中がザワついていましたが、特に私は関心がありませんでした。

実際、太田さんを乗せた介護タクシーがクリニックの駐車場に到着すると、入院している大半の患者さんが2階のベランダから我先にと太田さんを見ようとしていました。

私は、大きさは違うかもしれないけど、自分と同じリンパ浮腫をどうしてそんなに見たがるのだろうと不思議で仕方ありませんでした。


太田さんは私と同じ大部屋に入ってきました。太田さんは自力ではまったく歩けず、病室がある2階に上がるのもかなり大変だったようです。部屋の中でも、みんなにジロジロ見られていました。だからなのか、太田さんは今とは正反対で心を閉ざしているようで、とても暗い感じでした。

私とはとくに言葉を交わすことはありませんでした。すれ違ったときにお互い黙礼する程度でした。

そんな太田さんにびっくりさせられたことがあります。それは私が退院するときのことでした。

徳島リムズクリニックでは、退院していく人を、残った人たちが2階のベランダから見送る習慣があります。

私が退院するとき、ふと2階を見上げると、みなさんが手を振ってくれています。私も手を振り返します。そのとき、ベランダから身を乗り出すようにして両手を大きく振ってくれている人に気がつきました。

誰だろう……⁉

太田さんでした。

そんなに親しくないのにどうして……。でも、私はなぜかとてもうれしくて、太田さんが心の中にしっかりと刻まれました。

太田さんと再会したのは約半年後のことでした。

私が再入院のためにリムズクリニックに着き、2階の廊下を歩いていると、前から歩いてくる人に呼び掛けられました。

「けいこさん……」

えっ、誰だろう⁉︎ 太田さんに似ているけど、太田さんは歩けないはずだし……。

「けいこさん、私だよ」

やはり太田さんでした。

でも……。

なんと太田さんは、リムズクリニックに入院してからたった数カ月でリンパ浮腫が劇的に小さくなり、歩けるようになるまでに回復していたのです。いや、太田さんにはびっくりさせられてばかりですね。

私たちは再会を喜び合いました。

そんな太田さんと初めて会ってからすでに10年以上が経っています。最初はリンパ浮腫仲間という感覚でしたが、今ではリンパ浮腫は関係なく人と人とのつきあいです。いつの間にか親友同士になっていました。

何度となくお互いの家も行き来しています。太田さんはいつでも自然体というか、初めて我が家に来たときも、他人の家でこんなに寝るか⁉　と思うほどリラックスしていました（笑）。

太田さんとは食べ物の好みも同じだし、笑いのツボも一緒です。だから自然に気が合うのでしょうね。

リンパ浮腫は、スカートや服などで隠していたら、周囲の人には気づかれにくいものです。ふつうに散歩も家事もできます。

でも、〝完治〟はありませんから、一生つき合っていかなければなりません。毎日のケアも欠かせません。

年を取るにつれて、他の病気にかかるかもしれないし、包帯も人に巻いてもらわなければならなくなるかもしれません。温泉にでも行けば、隠しようがありません。そんなときは、どうしても他人の目が気になってしまいます。

でも、リムズ徳島クリニックでは他人の目が気になるということがいっさいありません。お互いにリンパ浮腫仲間、小川先生はもちろん、看護師さんも他のスタッフの方もみんなわかってくれていますから、人の目を気にする必要はまったくないのです。だからみなさん、リラックスして、ストレスなく過ごせるのだと思います。

二度三度と入院する人が多いのもそのせいでしょうね。もちろん治療がメインですが、リンパ浮腫仲間と心置きなく一緒に過ごせるというのも大きいと思います。私も、太田さんをはじめとする仲間というのはありがたい存在だといつも感じています。

太田さんの本を通じて、たとえ小さくても、読者の方とリンパ浮腫仲間の皆さんとの輪がますます広がってくれることを祈念しております。

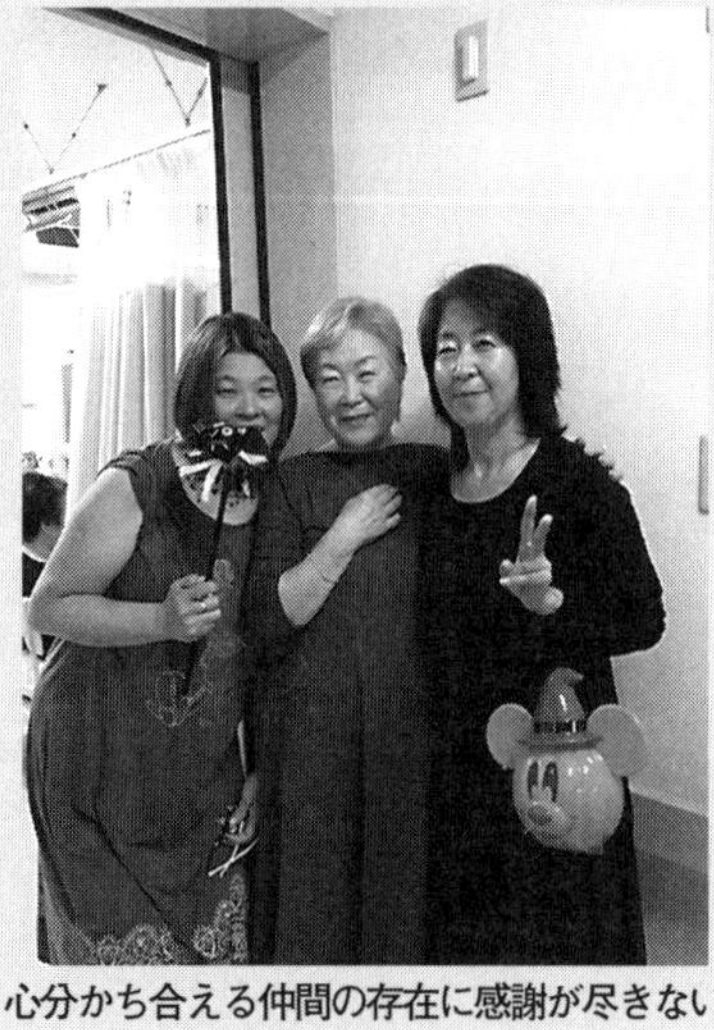
心分かち合える仲間の存在に感謝が尽きない
(右が片岡けいこさん)

【巻末付録】
リンパ浮腫を支える患者会・施設・保険

（作成：佐藤佳代子）

1. リンパ浮腫に関わる患者会

全国各地においてリンパ浮腫に取り組む患者会が活動されています。それぞれの会によって活動の内容に特色がありますが、より快適に日常を過ごせるように情報や知恵を交換したり、
お互いの悩みや不安を分かち合える大切な交流の場となっています。同じ病気であっても、治療内容やケア方法は個別の方によって違いますので、医学的なことは主治医やリンパ浮腫セラピストに相談しましょう。
以下にいくつかの患者会を紹介します。患者会情報は、①患者会の名称、②代表者のお名前、③患者会の開設年、④患者会設立目的、活動への想い、⑤対象、会員数（男女比）、スタッフ人数、⑥活動内容、開催頻度⑦事務局の住所、電話・FAX、URLなどです。

【あすなろ会】

①リンパ浮腫患者グループ「あすなろ会」
②会長　森 洋子
③2000年9月
④専門医の指導のもと、正しい治療を受け、重症化予防の知識を学び、会員相互の親睦を深め、リンパ浮腫患者の精神の安寧と生活環境の向上をはかる。
⑤リンパ浮腫患者さん　または　リンパ浮腫患者さんご家族：会員数（男女比）、2023年8月現在　488名　（男性4人　女性484名）。スタッフ人数、2名
⑥無料電話相談（メール可）　弾性着衣の試着貸し出し講演会の開催（不定期）　ニュースレター発行（年に1回）
⑦〒598-0072 大阪府泉佐野市泉ヶ丘4-10-4
電話・FAX　072-469-4190　wywm@basil.ocn.ne.jp
http://www.hi-ho.ne.jp/suzy/asunarokai/index.html

【ひまわり会】

①ひまわり会
②会長　中川 真砂子
③2002年
④リンパ浮腫や自己管理方法について正しい知識をもち、学習し同じ病気

の人達との情報交換と精神的な支え合いを目的とし活動を行う。
⑤リンパ浮腫の症状で悩む人　、及び会の主旨に賛同の人　　会員 41名
女性100%　スタッフ　9名
⑥セルフケア、勉強会、茶話会、健康体操、講演会、免疫力アップ落語会
等　2ヶ月に1回開催
⑦〒951-8566　新潟市中央区川岸町2-15-3
新潟県立がんセンター新潟病院　患者サポートセンタ
電話：025-266-5161

【オレンジティ】

①認定NPO法人オレンジティ
②理事長　河村裕美
③2002年
④オレンジティは女性特有のがんの患者さんのためのセルフヘルプグループです。
「オレンジティはあなたの描くライフデザインを応援します」を合言葉に治療前から治療後の生活を支えることを目指しています。
⑤女性でがんの経験者、家族、医療従事者等
会員数：　400名（女）
スタッフ人数：　15名（内　男2名）（内　医療リンパドレナージセラピスト3名）
⑥現在オンラインを中止とした活動となっており、オンラインは7プログラム、オフラインは3プログラムです。
【オンライン・交流型】患者さん同士の交流の場
若年がん対象のオレンジブロッサムCafé：毎月
おしゃべりルームあさココ：毎月
再発・転移等オレンジジャム：隔月
【オンライン・参加型】後遺症などのケアを目的としたプログラム
リンパラボ朝めぐリンパ（セルフケアの朝活）：毎月
キレイラボお手入れしナイト（外見ケアと雑談）：毎月
キレイラボダイエット部（体重管理）：毎月
【対面・交流型】患者さん同士の交流の場、リンパ浮腫個人相談
浜松おしゃべりルーム（リンパ浮腫個人相談あり）年4回

東京おしゃべりルーム　年3回
オレンジブロッサムCafé@しずおか　不定期
【定例会】
リンパ浮腫セミナー（患者向け、医療従事者向け）年1回
オレンジツリープロジェクト里親養子縁組支援　　　等
⑦オレンジティ事務局　熱海郵便局私書箱32号
090-7434-2002
http://o-tea.org//
facebook、Instagramでも情報発信しています

【リンネット】
①リンパ浮腫ネットワークジャパン（リンネット）
②代表　岩澤玉青
③2019年
④リンネットは、リンパ浮腫の患者支援と治療環境改善に取り組む非営利の全国患者団体です。
リンパ浮腫に関わるすべての人が、困ることなく笑顔で安心して過ごせる社会を目指して活動しています。
⑤全国のリンパ浮腫患者さん、リンパ浮腫になる可能性のあるがん患者さん、そのご家族会員数：約500名のメルマガ会員と、月6000を超えるユーザのアクセス数
⑥リンパ浮腫の情報をワンストップで得られる情報ポータルサイトの運営・仲間と集い支え合うおしゃべり会「なかまカフェ」（隔月）・正しい情報を学ぶ「リンパ浮腫セミナー」（年4回程度）・リンパ浮腫の悩みを相談する「相談ルーム」（年3回程度）・がん患者会・支援団体や医療者の交流し、共に協力し合って活動できる場「ネットワーク・ラウンジ」（不定期開催）
・各種イベント・政策提言活動　など
⑦lymnet.info@gmail.comWEBサイト　https://lymnet.jp/
Facebook　https://www.facebook.com/LymphedemaNetworkJapan/

2. リンパ浮腫治療が受けられる施設紹介

近年、全国各地においてリンパ浮腫診療に取り組む医療機関が増えています。お住まいの地域により近い施設で適切な診療が受けられるように、

下記の施設案内をご参考にされてください。もしも住まいの近くに見つからない場合には、県内のがん診療連携拠点病院のがん相談支援センターにおいて　情報が得られることがあります。(施設一覧は定期的に更新されまので、お問い合わせは各機関にお願いします)

・日本リンパ浮腫治療学会

https://www.jclt.jp/search

・病院なび　がん診療連携拠点病院・リンパ浮腫の治療が可能な病院

https://byoinnavi.jp/cancer_care_base_hospitals/h10

・NPO法人日本リンパドレナージ協会

https://www.mlaj.jp/link/link

3. 保険適用について　(表1)

2008年、全国各地の患者ご家族、医療者、支援者の皆様の積年の願いであったリンパ浮腫診療の保険適用化が実現されました。2020年より、がん手術後の続発性リンパ浮腫だけでなく、原発性リンパ浮腫も適用対象疾患として認められるようになりました。現在もより適用内容が充実化するように厚生労働省への働きかけを続けています。そのリンパ浮腫に関する診療報酬の内容を次に紹介します。

●「リンパ浮腫指導管理料」B-001-7

がんの外科的治療を行いリンパ浮腫を発症する可能性のある患者さんに対して、リンパ浮腫の治療および指導経験を有する医師または医師の指示に基づき看護師・理学療法士・作業療法士が、手術前後に個別にリンパ浮腫に関する適切な患者指導を実施した場合に認められます。詳細については、厚生労働省による以下のURLをご参照ください。

http://www.mhlw.go.jp/topics/2008/03/dl/tp0305-1d.pdf

●「四肢のリンパ浮腫治療のための弾性着衣などに係る療養費の支給」保医発0327第7号　**(表2、3)**

半年に2着まで、リンパ浮腫症状の増強を防ぐ医療用の弾性着衣(弾性ストッキングや弾性スリーブ等)を医師の「弾性着衣装着指示書」に準じて購入することができるようになりました。

療養費とは、製品を購入する際に、まずは全額を自費で支払い、後日に保険者の窓口にて申請し、申請内容が承認されると、一定金額の払い戻しを受けることができる制度のことをいいます。

20200327-1【課長通知】(四肢のリンパ浮腫)(mhlw.go.jp)

●「リンパ浮腫複合的治療料」H007-4

リンパ浮腫治療の研修を受けた医師や看護師、理学療法士、作業療法士が所属し、施設基準を満たす医療機関においてリンパ浮腫複合的治療(複合的理学療法を基軸に生活指導やセルフケア指導を含む内容)が保険適用内で受けることができるようになりました。

Microsoft Word - 総－1 2020_0206_1550_個別改定項目 (mhlw.go.jp)

118rinpafusyufukugou.pdf (mhlw.go.jp)

◆リンパ浮腫症状に関する診療科について

むくみを生じる病気には様々な原因があります。大きく分けると「内臓(心臓・腎臓・肝臓など)の病気」、「内分泌(甲状腺など)の病気」、「静脈やリンパの流れの滞り」、「皮膚炎や関節炎の炎症」などによるものです。むくみ症状の窓口となるおもな診療科は、心臓血管外科、循環器内科、内科、形成外科、整形外科が中心となります。

原因によって診療科が異なりますので、まずはかかりつけの病院の主治医にご相談されてみてください。

(「付録」については、2024年1月15日現在の内容)

表1　リンパ浮腫治療の保険適用内容

（2008年4月～2020年4月診療報酬改定）

2008年	「リンパ浮腫指導管理料」 「四肢リンパ浮腫に係る重症化予防」	100点 年間2回	手術した病院にて入院時1回 計4セット給付（療養費）
2010年	「リンパ浮腫指導管理料」	100点 100点	手術した病院にて入院時1回 手術した病院にて外来時1回
2012年	「リンパ浮腫指導管理料」	100点 100点	手術した病院にて入院時1回 手術した病院 or連携保険医療機関でも外来時1回
2016年	「リンパ浮腫指導管理料」 「リンパ浮腫複合的治療料」	実務職種に作業療法士が追加 重症（Ⅱ期後期以降）：200点（1回40分以上） 重症以外：100点（1回20分以上）	
2018年	**「小児慢性特定疾患医療費助成制度」**	**原発性リンパ浮腫** **クリッペル・トレノネー・ウェーバー症候群**が追加	
2020年	**「リンパ浮腫指導管理料」** **「リンパ浮腫複合的治療料」** **「四肢リンパ浮腫に係る重症化予防」**	対象疾患拡充、**原発性リンパ浮腫**が追加 重症（Ⅱ期以降）：200点（1回40分以上） 重症以外：100点（1回20分以上） **原発性リンパ浮腫**が追加 年間2回 計4セット給付（療養費）	

表2　弾性着衣支給に関する概要

支給対象	・四肢リンパ浮腫の治療のために医師の指示に基づき購入する、**弾性ストッキング、弾性スリーブ、弾性グローブ** ・弾性包帯については、弾性ストッキング、弾性スリーブ、弾性グローブを使用できないと認められたとき
圧迫力	・製品の**着圧30mmHg以上**（RAL規格クラス2以上） ※関節炎や腱鞘炎により、強い着圧では明らかに装着に支障をきたす場合など、医師の判断により特別の指示がある場合→**20mmHg以上（クラス1）も申請可**
支給回数	・1回に購入する弾性着衣は、装着部位毎に2着を限度とする ※弾性着衣の着圧は経年劣化することから、前回の購入から**6ヶ月経過後に再申請可**
特記事項	・製品の着圧**30mmHg以下の場合**
	・下記の場合は医師の指示があればそれぞれ2着ずつ申請できる →乳がん、支給がん等、複数部位の手術を受けて上肢および下肢にそれぞれ着衣が必要な場合 →左右の乳がんの手術を受けて左右の上肢に必要な場合 →左（右）上肢に弾性スリーブおよび弾性グローブの両方が必要な場合 ※このようなケースでは、部位毎に別々には申請できない。 ※1部位のみで申請された場合、次回の申請は6ヶ月後に可能となる
限度額	・**弾性ストッキング**1着あたり→**上限28,000円（片足用は25,000円）** ・**弾性スリーブ**1着あたり→**上限16,000円** ・**弾性グローブ**1着あたり→**上限15,000円**

表3　弾性包帯支給に関する概要

支給対象商品	・**弾性包帯**（筒状包帯、パッティング包帯、ガーゼ指包帯、粘着テープ等を含む） ※医師の判断により、弾性着衣を使用できないとの指示がある場合に限られる
支給回数	・1回に購入する弾性包帯は、装着部位毎に**2組**を限度 ※前回の購入から**6ヶ月経過後に再申請可**
限度額	・**上肢**（1組）→**上限7,000円** ・**下肢**（1組）→**上限14,000円**

療養費の支給申請書について

申請手続きは、所定の申請書による本人申請が基本となる。下記の内容を揃えて、保険者（各市区町村役所・社会保険事務所・健康保険組合等）の担当窓口に提出する

①弾性着衣等装着指示書（装着部位、手術日などが明記されたもの）
②領収書又は、費用の額を証する書類
③健康保険証
④印鑑
⑤世帯主の振込先口座情報　　　→審査終了後、2～6か月後に口座に振り込まれる

◎著者プロフィール

太田双美子（おおた　ふみこ）

1965年、神奈川県横浜市生まれ。シングルマザー。33歳のときに子宮頸がんに罹患。35歳、がん治療の後遺症として右下肢リンパ浮腫を発症。その後、左下肢にも発症。6年間の引きこもり生活の末、重度リンパ浮腫となり歩行困難に。47歳、ベッドから転倒し救急搬送されたことをきっかけに介護タクシーで横浜から600㎞離れたリムズ徳島クリニックに入院。当時の体重は118Kg、太ももまわりは120㎝、足首は100㎝。数年間にわたり専門的なリンパ浮腫治療を受け、普通の生活を取り戻す。リンパ浮腫発症から23年―。
リンパ浮腫と共に生きる経験を綴ることで、一人でも多くの方の小さな希望の光として寄り添えることができたらと願い、本書を執筆。「ABC放送」で紹介され、その後、YouTubeにアップされた著者の姿は閲覧数290万回を超える（2024年3月現在）。

〔企画協力〕
佐藤 佳代子
さとうリンパ浮腫研究所、マッサージ治療室のあ 代表
元後藤学園附属リンパ浮腫研究所 所長/ リンパ浮腫療法士 / 弾性ストッキング・圧迫療法コンダクター
リンパ浮腫教育における世界のトップレベルであるフェルディ学校にて日本人初の認定教師資格を取得。
日々のリンパ浮腫治療を中心に、個別セルフケア指導、医療製品の研究開発、リンパ浮腫治療の普及、医療職セラピストおよび指導者の育成、医療機関・看護協会等の教育機関における実技指導などに取り組んでいる。

リンパ浮腫とわたし
苦悩の日々から今を生きる

発　行	2024年5月7日　第1版第1刷
著　者	太田双美子
協　力	佐藤佳代子
発行者	工藤良治
発行所	株式会社 青海社 〒113-0031 東京都文京区根津1-4-4 根津フェニックスビル ☎03-5832-6171　FAX 03-5832-6172
装　幀	安田真奈己
印　刷	モリモト印刷 株式会社
DTP	株式会社 三協美術

ISBN 978-4-910548-11-1　C3047